中村天風から教わった やさしい瞑想法

沢井淳弘

Nakamura Tempu's Practical Way to Meditation

Sawai Atsuhiro

プレジデント社

中村天風から教わったやさしい瞑想法

沢井淳弘

はじめに

私はこの本で、もっとも正しい瞑想の方法と私が信ずるものを、読者にお伝えしたいと思います。正しい、というのは、もっとも効果的で実行しやすい、ということです。方法の核心は、恩師中村天風からの直伝ですが、本書の説明はすべて私のオリジナルです。

天風の瞑想法とは、「なにも考えていない、なにも思っていない」心的状態を感得する方法でもあります。「無我無念」を感得する方法とも表現できます。「無我無念」というと、多くの読者は、なにか神秘的で特殊な状態に入っていくと考えるかもしれません。それは間違いで、瞑想のとき、むしろ感覚は明澄になります。感覚ははっきりとしており、どんなことが起こってもそれに適応できるような意識の状態です。それがどんな感じのものかは、私の提案する方法を実行し、実感してもらう以外にありません。短い言葉で完全に表現することはできません。

「なにも考えず、なにも思わない」瞑想の状態というのは、実は初心者においては二、三秒か、長くて数秒くらいしかつづかないものですが、それを何回もくりかえせばいいのです。それで充分に瞑想の効果があります。

その瞬間的な瞑想状態を把握することが、なによりも先決です。姿勢などはあとから考えればよいのです。かなり瞑想に熟達した人でも、気がつくと、なにか想念が心に浮かんでいるものです。ただそれをふたたび瞑想状態にもどすことができますので、それを加算すれば何分かの瞑想を体験したことになります。

多くの人は瞑想とか坐禅というと、何時間も無我無念の状態を保持するように思いこんでいるのではないでしょうか。わずか二、三秒の瞑想状態——つまり無我無念の状態——に心を入れ、それを何回かくりかえすと、結果として、かなり長いあいだ瞑想をしたことになるのです。

瞑想状態を体験すると、どんなことが起こるのでしょうか？ いろいろなことが起こるのですが、その一つはイヤなことを忘れるのが上手になります。心を上手に休めることができます。心が安定し、安心感が人生にひろがります。その結果、心身の健康につながります。

ただし、瞑想だけで健康を確保しようなどと考えるのは科学的ではありません。やはり医者や薬は必要です。ただ瞑想を習慣化している人は、病になってもなおりやすく、健康をはやく回復できます。

瞑想の究極の目的は悟りをひらくことであり、宗教的には魂の救済ですが、瞑想によって健康をかちとり、仕事を順調にすすめていくことをまず目標としてもいいわけです。私自身、瞑想のコツをつかんだのは、五十一歳のときでしたが、それ以来、以前よりはるかに健康にめぐまれ、仕事も順調にすすみました。私の仕事というのは、大学での研究や教育でしたが。

私は十八歳のとき、はじめて中村天風からヨーガ式の瞑想を学びましたが、正直なところ、十八歳はおろか三十歳になっても四十歳になっても、瞑想の状態をほんとうには把握できなかったのです。しかし、コツをつかんでから、しみじみ思うことは、瞑想のコツをつかむことは、方法さえ妥当であれば、すこしもむつかしくはない、ということです。

瞑想というのは、単純化していえば、「心の自然」をとりもどすということにすぎません。文明の進化のなかで、私たちは「心の自然」をうしなってしまったのです。「子供心」をとりもどすこと、といってもいいでしょう。心の自然をとりもどすと、健康は回復し、仕事は——途中いろいろな苦しみがあっても、その苦しみをのりこえることができ、順調にすすんでいきます。つまり、苦しみや悩みをのりこえる潜在的な力が瞑想によって生まれるのです。

なぜ私たちは心の自然をうしなったのでしょう？　原因はたくさんありますが、その一つは人生の過程で体験する苦労とか悩みごとです。苦労や悩みごとは、心の鏡をくもらせます。それが自然をうしなわせることになります。心の自然な状態とは、くもりのない明澄な状態です。赤ん坊は自然のままで、雑念がなく清らかな、汚れのない心をもっているものです。瞑想とはそんな赤ん坊の心に一時的に自分の心をもどす試みです。一時的に赤子の心になるだけで、人の心は力をとりもどすのです。

ここで、中村天風をあまりご存知ではない若い方のために、天風についてかんたんに紹介しておきます。

中村天風は生まれつき、死を恐れぬ心の強い人間で、日清・日露の両戦争に従軍し、活躍しました。日露戦争の直後、肺結核を病み、「余命六カ月」と診断されました。死ぬ覚悟はありましたが、「病によって弱くなった自分の心を、どうすれば強くできるか」という問題を解決したいと念願し、アメリカ、ヨーロッパの各地を放浪。有名な思想家や生命科学者に教えを乞いましたが解答はえられず、絶望の果てに帰国を決意しました。

その旅の途次、偶然カイロで、インド・ヨーガの聖者カリアッパ師に出会い、ネパールの奥地でヨーガの瞑想に約三年間とりくみ、瞑想が心を強くする方法であることを発見し、悟りを開き、肺結核を克服して、一九一三年に帰国しました。

一時実業家として成功しましたが、一九一九年一念発起して、ヨーガ式の瞑想のほか、独自の健康法や人生哲学を、全国各地で教えはじめると、多くの有名な政治家や財界人たちが、天風の教えを学ぶようになりました。

一九六八年、天風は九十二歳で大往生をとげますが、天風の教えは、死後ますます人々の関心を集めています。

私は二〇〇九年に、天風の教えをまとめた『心を空にする』という本を編著者として上梓しました。おかげさまで、たくさんの方に読んでいただき、その結果、多くの人から、「心を空にする」ための具体的な方法についての質問を受けることになりました。

そして、瞑想について、世間には、おどろくほどたくさんの誤解や偏見があることを教えられました。そこで、この本では、瞑想についての多くの誤解をときほぐし、天風直伝の、具体的な方法をくわしくお話しすることにします。

瞑想といえば、手や足を組んで、しびれに耐え、痛みに耐えて苦しまねばできない、という誤解もあります。瞑想は心の状態ですから、姿勢についてはだんだんと正しいものをもとめていけばいいのです。最初から姿勢にこだわると、瞑想にさきだつ肝心の「集中」ができません。

足に故障のある人は、椅子に腰かけてもできますし、病の人は、ベッドに寝たままでもできます。

また、ふつうの人が瞑想しようとするとき、「なにも考えまい」と努力しますが、これが大きな間違いです。

瞑想の心の状態とは、「心を空《くう》にした状態」です。仏教的な言葉をつかえば「無我無念」です。かんたんにできるかのような瞑想についての誤解が世間にはあるようですが、いきなり心を空にすることは不可能です。坐ってすぐに無我無念になろうとしてもいろいろな想念や雑念が心に湧いてくるものですから。

瞑想の準備として、まずはなにかに「集中」をしなければなりません。

ヨーガや禅は、何千年ものあいだ、その集中の方法について工夫してきました。そのあいだ、数多くの集中の方法が提案されてきましたが、いずれもきわめて困難で、あまり効果的ではありませんでした。中村天風は、困難でなく、効果的な方法を、ヨーガを学んで発見したのです。その集中の方法を、この本ではくわしく説明しようと思います。

中村天風から教わったやさしい瞑想法　目次

序章

瞑想の境地

天風の言葉

つねに天空海闊《てんくうかいかつ》の状態で生きろ！

（「天空海闊」とは「明るく、朗らかに、生きいきと、勇気をもって」ということです）

集中＝瞑想ではない

私が「正しい瞑想の方法」を提案したいと思うのは、いままで教えられてきた多くの瞑想法が、あまりにも効果がすくないからです。私もあらゆる瞑想法を体験したり実験したりしてみましたが、瞑想法ではないものが、あたかもそのように伝えられている場合もありました。

一般に流布している瞑想法はたくさんありますが、それらは次の三つの方法か、それらの組み合わせの場合が多いようです。

一、数息法
二、もっぱら姿勢を正し、その姿勢に集中して瞑想しようとする方法
三、身体の一部位に意識を集中する方法。たとえば、「おへそ」や「眉間」

これらについて、私の体験上の感想を述べます。

まず数息法ですが、これは深呼吸をおこないながら、数をかぞえて、雑念をのぞくものです。自然に静かな呼吸となり、心も落ち着きます。これ自体はす

ばらしいものです。しかし「正しい瞑想法」ではありません。この数息法で無我無念の境地に到達することは容易ではありません。あくまで深呼吸をしながら数をかぞえているという行為にすぎません。この方法はヨーガで「調息」とよばれているものに似ています。ヨーガでは、調息は瞑想に入るための準備の一つにすぎないのです。

二番目の姿勢に集中するという方法ですが、これは、正しい姿勢をとり、その姿勢と心を一つにして集中をはかれ、という教えです。そのように自分の心を姿勢というものに集中させることは、どれほど可能なのでしょうか。

集中によって瞑想を獲得するというプロセスは正しい。また、よい姿勢をとることは精神のよき修養にもなるでしょう。ただ、集中の対象というものは、のちに別章でくわしく述べますが、姿勢といった漠然としたものでは、うまくいかないのです。集中の対象物はできるだけ、シンプルで単純なものがのぞましいのです。これは私の体験的な確信です。

複雑なものより単純なもののほうが心を集中させやすいということは、かなり明白なことではありませんか。複雑な図形に集中することは容易ではありません。単純な図形、単純な音声のほうが、集中は容易なはずです。姿勢というものは、なかなか複雑なものです。背筋をのばし、手の組み方、足の組み方、頭部の安定のとり方など、正しい姿勢というものは、多くの構成要素から成り立っているからです。

三番目の、体の一部位に集中するという方法ですが、たとえば「おへそ」とか「眉間」に集中しなさいという方法です。これは姿勢に集中するよりは単純で容易かもしれません。しかし、どのようにして、自分の「眉間」に集中できるでしょうか。自分の「眉間」は自分では見えません。見えないものに集中するということは、ほとんど不可能です。それでは「眉間」を鏡に映して注視したらどうだろうか。眉間にはシワもあり、眉毛がすこし伸びてきています。見れば見るほど、いろいろな想念が浮かび、集中はむつかしいと思います。

既存の多くの瞑想法のなかには、ただ集中をはかるだけ、というものがありますが、集中は瞑想ではないのです。集中から解放された瞬間、心が空になり、無我無念に入るのが瞑想なのです。集中し、いかに効果的に集中から心を解放して瞑想にいたるか、ということが大きな問題なのです。

あなたもすでに瞑想を体験している?

実は、心を空っぽにしたり、無我無念になったりすることは、多くの人が日常的に経験していることなのです。ただ、それはあまりに短い時間なので、正しくは瞑想とは呼べませんが。また多くの人はそういう自分の状態に気づいていないものです。

たとえば、おもしろい話を夢中になって聞いていると、心が空になることがあります。その話の間《ま》のところでそれは起こります。一瞬ですが、聞き手が心を澄ませてつぎの言葉を待ち受けるときです。その状態をもうすこし引き延ばし意識することができると、瞑想に近づきます。

森で、子どもがアミを手にしてチョウチョを追いかけるとき、ちょっと茂みのなかに隠れてしゃがんでいたりすると、心が空っぽ状態になります。このとき、子どもは本能的になにも思わず、なにも考えていないのです。

魚釣りでも無我無念の状態が生じることが、しばしばあります。釣りは心の健康によい、とまじめに主張する人もいます。私もときどき釣りをしますが、たしかに釣りの心は無我無念に近くなります。とくに静かな水面にうかぶウキをじっと見ているとき、かすかな竿のうごきに意識を集中して、無心に、なにも考えていない状態になります。井伏鱒二は、原爆の悲劇を描いた小説『黒い雨』という名作の中で、原爆症に悩む人々のうち、広島市を少し離れた瀬戸内の田舎で釣りをしていた人たちは、原爆症が軽く、あるいは早く回復するのを見て、不思議だなあと思ったと記しています。これも釣りによる一種の瞑想効果ではないでしょうか。

すぐれた人はときどき心を空にする

私が三十八年間勤めた大学の同僚に、ノーベル物理学賞を受賞した益川敏英さんがいます。彼の受賞後の講演で、体験談として直接聞いたことですが、物理学の難問を解明したインスピレーションが湧いた日のことです。研究室で一日考えに考えて解答がえられず、疲れてあきらめて家にかえって風呂に入り、風呂からあがった瞬間に解答がひらめいた、と語っておられます。

この事実は、私の解釈するところ、研究室で「考えに考えた」時間は集中の状態で、風呂に入ったとき、その集中から解放されて、一種の無我無念、あるいは瞑想の状態に入られたのだと思います。そのあと、ひらめきがあり、インスピレーションが湧いたということです。

私たちは益川さんのような天才にはなれませんが、そのような意識状態を瞑想によってつくりだし、一歩か二歩、益川さんのような人の境地に近づくことはできるのです。

テレビの番組を見ていると、司会のうまいタレントが何人かいます。これらの人たちをじっと観察して気がつくのは、「彼らは、フッと心を空にもっていくのが上手だなぁ」ということです。ふつう私たちは、想定外の意見をいろいろ聞かされると、たいてい混乱してしまいます。一つの意見に心がとらわれて、つぎの発言者の言葉を処理できなくなるのです。ですが、すぐれた司会者は、番組のなかで、多くの人がさまざまな思いがけない発言をしても、それを見事にさばいていきます。そして、人の意見に耳をかたむけながら、ときどき瞬間的に無我無念の状態になっているのが、司会者の顔を見ているとわかります。そして、次の瞬間、その場にピッタリのおもしろいコメントを司会者は口にするのです。それが人気のある司会者の芸なんですね。

それはさておき、たとえ有能な司会者のような臨機応変さがなくても、思慮深く長い時間をかけて問題を解くのが上手な人もいます。こういう人にこそ瞑想はお勧めしたいのです。思慮深い人が瞑想を実践すると、すばらしいアイディアが心に浮かんでくるはずです。

歴史上傑出した人物は、無我無念の状態からの「ひらめき」によって、自然になにかを発明したり、すぐれた文学作品をのこしたり、兵馬の権を得て天下人《てんかびと》になった、と考えられます。すぐれた詩や物語を後世にのこした作家は、心静かに省察し沈潜して名作をものしたにちがいありません。

ただそういった作家の多くは、思いがけない構想やアイディアが「ひらめいた」としか告白していません。彼らは、自分が瞑想状態に瞬間でも入ったとは意識していないのです。しかし、なんらかの瞑想状態に入らなければ、名作は生まれないと、私は思います。私たちは意識的な瞑想の方法によって、彼らの心境に一歩近づけます。それだけでも瞑想はすばらしい体験ではないでしょうか。

天風式瞑想は苦行ではない

多くの人のあいだに、瞑想というものについての誤った先入観や誤解があります。一つは、瞑想は、長い時間坐りつづけ、その苦痛に耐える修行なのだという誤解です。私の提案する、中村天風に学んだ瞑想はそのようなものではありません。短時間で充分で、苦行や難行を必要としないものです。また、瞑想といえば、手を組んだり足を組んだりして、しびれがきても厳しい姿勢をとりつづけなければならないと考えがちですが、これも誤りです。初心者はむしろ姿勢について考えないで、好きな姿勢をとるのがいちばんです。

正しい姿勢をとることは理想ではありますが、もっと大切なのはまず「心を空にする」「無我無念」の境地を把握することです。瞑想の境地をつかむ前に、あまり姿勢にこだわると、瞑想の第一条件である集中ができなくなります。

私が天風から学んだのは「ヨーガ式坐禅」ですが、まず教えられたのは、効果的な坐禅は時間の長さではなく、深い静寂な気持ちを把握するということでした。そして、瞑想を五十年以上学びつづけてきて、深い静寂な気持ちを得て瞑想に入れば、自然にあまり努力しないで、プラス思考になれるということに気づきました。ポジティブなことを考えれば、かんたんにプラス思考になれると思い込んでいる人が多いようですが、はたしてそうでしょうか。

大きな病に悩むとき、簡単にプラス思考になれるでしょうか。ところが、病気の人ほどポジティブに考える必要があるのですね。それでこそ病気の治りも早くなるのですから。また、事業に失敗して大きな借金をかかえ、絶望のどん底にいるようなときに、プラス思考になれるのでしょうか。そして、絶望しているときこそプラス思考が必要です。プラスに考えをあらためなければ、絶望の淵からはいあがることはできません。

瞑想をつづけている人は、めったに病気にはかかりませんし、事業にも成功する人が多いのです。イヤなことは上手に忘れられるし、クヨクヨしませんから、たいていの仕事はうまくいくのです。

なんの準備もなく、いきなり瞑想に入ろうとしてもムリです。いきなり「心を空に」したり「無我無念」に入ろうとしたりするのは不可能です。まず一点に集中するという準備段階が必要です。集中は瞑想の一大前提の条件です。禅寺によっては、参禅するといきなり「まず坐れ、そしてなにも考えるな」「放下《ほうげ》せよ」「前後裁断せよ」と言われることがあります。

私の伯父は京都の禅寺の住持だったので、私もすすめられて参禅したことがあります。もちろん坐禅によって悟りに達した僧はいます。しかし、禅によって瞑想に達するには、長い長い時間を必要とし、普通の仕事をもった人たちにはムリです。天風は、すべての人には与えられたなすべき仕事があり、それを貫徹することが幸福への道であるとして、それを全うするために、短い時間で瞑想に達する方法をあみだしたのでした。

瞑想とは何かを感得するためには、まず効果的に集中することを練習しなければなりません。この集中の方法をめぐって、人類は何千年も苦闘をかさねてきたのです。ヨーガでは大昔から秘法として師から弟子へと以心伝心でつたえられてきたんですね。天風は運よくネパールのゴゥルケという村で、インド・ヨーガの聖者から、その秘密の方法を知りえて日本につたえました。その天風の教えを、私はできるかぎり、わかりやすく説明しよう思っています。

心配ごとや悩みはしつこく持続するものです。すぐに忘れてしまえるようなものは悩みではないでしょう。仕事をしているときにも頭にこびりついて、仕事に集中できない、ひどいときは仕事への集中どころか、仕事にかかる気にさえなれないで呆然としてしまう、そういうものを悩みと呼ぶのですね。

瞑想は、このような悩みからあなたを解放してくれます。なぜなら、瞑想によって悩みを忘れるのが上手になるからです。一時的であれ、悩みを忘れて仕事がつづけられれば、悩みは力をうしない、やがて悩みへの解決法がフッと心に浮かんでくるものです。仏教ではよく「こだわりのない心、とらわれのない心、自由自在の心」といいますが、瞑想とはそんな心を現実化する方法なのです。

医学が瞑想の効果を証明する

東京大学で精神医学を研究している平井富雄教授は、日本精神神経学会の理事長でもある方ですが、坐禅と脳波の関係性を実験し、その研究成果は国際的に知られています。彼は、すぐれた瞑想家が坐禅すると、アルファ波が現れることを実証しました。また、瞑想は睡眠よりももっと深い休息を心に与えることを発見したのです。さらに、瞑想中に瞑想家は外部の刺激に対して敏感に反応するのだということも証明しています。そして「禅の本質は実行することにある」と断言し、ご自身も坐禅にいそしまれたそうです。

最近の医学研究では、瞑想は、高血圧、高コレステロール、肥満、糖尿などの成人病の予防に効果があると報告されています。私自身、瞑想のおかげか、七十二歳の現在、成人病やその他の病気はありませんし、なに一つ薬をのんでいません。若い頃の私は薬をよくのみましたが、そういう自分をいまふりかえってみると、瞑想をしていなければ、きっと五十代、六十代でなにかの病におかされて苦しんだであろうと思います。

瞑想に関する医学研究は、最近はとくにアメリカの諸大学――UCLAやデューク大学――でさかんにおこなわれているようです。瞑想が成人病の予防にきくのは、自律神経の機能を促進するからだ、という医学の研究報告もあります。このその一つに、瞑想をすると、酸素の消費量が激減する、というのがあります。この事実が、瞑想は睡眠より深い休息を与える、ということの証明になったのです。

それで思いだすのは、東京大学の宗教学の権威だった玉城康四郎氏です。玉城さんはたいへん博学な人でしたが、すぐれた瞑想家でもあり、瞑想は睡眠でとることのできない精神的な疲労をいやしてくれる、と述懐しています。

また、瞑想はストレスへの抵抗力をたかめるといいます。ストレスを軽減させる薬にトランキライザー（精神安定剤）がありますが、これは性欲を奪ってしまいます。トランキライザーを長いあいだのみつづけると、麻薬と同じで、のむ量がふえ、最後は心身ともにボロボロになってしまうそうです。私も若い頃トランキライザーを服用した時期がありました。瞑想をすれば、トランキライザーをのむ必要がなくなるというわけです。

また、脳を輪切りにして映像化するスキャンという技術をつかった脳の研究によると、瞑想には、扁桃状部のネガティブな判断を是正し、プラス思考を実現する力がある、ということが報告されています。

カルフォルニア大学・医療センターの研究では、瞑想は恐怖の記憶の中枢をコントロールすることによって、幸福感をつくりだす、という報告もあります。

第一章

瞑想とはなにか

天風の言葉

空《くう》の世界には、驚くべき甦《よみがえ》りの力が、
あふれるほど、湛《たた》えられている

瞑想とは、心を空にすること

序章ですでに、瞑想とはなにか、ということにふれましたが、この章ではいろいろなアングルから、もうすこしくわしく話してみたいと思います。

瞑想とは、「無我無念の状態」とか「心を空《くう》にした状態」だと申しましたが、「深い静かな心」と言ってもいいでしょう。この深い静けさを、禅ではふつう「空」と呼んでいます。

「空」は、「無」とはちがい、充実した生命感をあらわした表現だ、と私は感じています。「無」と表現する人もいますが、「無」は「有」の否定ですね。「空」はむしろ「有」なんです。ここのところは実際に瞑想を体験して、それが喜びになってこないと、わかりにくいところですが。

瞑想で「空」を感じたあとは、なんともいえない幸福感に心がみたされてくるものです。なんとなく、生きていることが喜びになってくるのです。そんなわけで、私は「無」という言葉はつかわずに「空」という言葉をつかいたいのです。

瞑想のときの意識は、睡眠時の意識ではありません。また、瞑想は夢をみているときのような意識でもありません。また、ふつうの覚醒時の意識でもないのです。

瞑想のときに眠気を感じたとしたら、眠気をはらうように一服の緑茶を飲むことをお勧めします。もしくは、眠気のないときをえらんで瞑想をするのがいいでしょう。眠気と闘うという気持ちは、瞑想とはあまりにもかけはなれたものです。

また、瞑想のときになにかを夢みたり、想像することはまったくの間違いです。想像とか夢を瞑想と考えている人もいますが、私はそれを正しい瞑想とは考えません。瞑想は目を覚ましているときの意識とはちがいます。ふつう目を覚ましているときは、何かを考えたり、思ったりしていることが多いものですが、瞑想はなにも考えず、なにも思わない状態なのです。

瞑想は霊感を生みだす

瞑想の意識は、なにか神秘的で、この世のものではない、特殊な意識ではないか、と一般の人の誤解をまねいているように思われます。実は瞑想のときの意識は、私たちがすでに日頃、ときどき経験しているものなんです。ただし、それは瞬間的で、一秒とか二秒くらい。そのことに気がついている人はあまりいないでしょう。

たとえば、なにか珍しいものを見てハッとすることがありますね。「えっ？　これって、なに？」と思って、意識が自然に明澄になり、心が空っぽになるときがありませんか。そのとき、一瞬ですが、瞑想に非常に近い状態になっているのです。興味深い講演に一心に耳を傾けているときもそうです。講演者がちょっと間《ま》を入れるその瞬間、聞き手は思わず心を澄ませ、瞑想状態を体験しているのです。

すぐれた芸術家がフッとすばらしい思いつきを得たとき、そのすこし前には、深い静かな気持ちになっているものです。ノーベル賞級の発見や発明をするような人も同じだと思います。ただそれらの人には、瞑想をしたという意識はまったくないかもしれません。

事業に成功する人たちもそうです。よい企画を思いついた人はかならず、仕事に集中し疲れてちょっと休んでいるときに心が空になって、いいアイディアや霊感がひらめくのです。

「私は一所懸命、毎日のように瞑想をしているのですが、いっこうに先生のように霊感というものがやってきません」

ある瞑想に熱心な人がぼやいたところ、天風はこう答えています。

「きみは事業に成功して、うまくやっているじゃないか。このあいだの企画は自分で思いついてやったんだろう。そして、それがうまくいっているんだろう？　その思いつきが霊感じゃないか。人に相談しないで、自分で考えてうまくいったときは、霊感が湧いたということだよ」

この言葉は、私が直接天風から聞いた聞き覚えです。つまり、瞑想から生まれる霊感というものは、身近なところにあるということなのです。

心の自然をとりもどす

瞑想は、きわめて自然な意識状態です。むしろ瞑想は「自然をとりもどした」意識状態、といったほうがいいかもしれません。人は年をとるにつれて、いつもなにか心配ごとにとらわれ、なにかを考えている状態になります。ときどき心を休めるのが自然なことですが、それができないときが出てくるのです。意識的になにも考えないような状態をつくりだせればいいのですが、それが困難になっているのです。それは、人間として不自然なことです。

瞑想をすると、自然をとりもどし、心を休めるべきときに、心を休められるようになります。ですから、瞑想をなにか宗教的な難行というふうに考える必要はないのです。もちろん、瞑想はきわめて神聖で奥深い宗教的なものだと考える人は、その思いで瞑想にとりくむのがいいでしょう。ただ、私は自分の体験から、この本で、一般の人が身近な心を休める方法として瞑想を実行することをお勧めしたいのです。天風も、よくそのように言っていました。

瞑想をする人が、それをたいへん苦しい行だと感じていたら、私にはそれは正しい瞑想とは思われません。最初瞑想にとりくむときには、相当な真剣さや難しさを感じるものですが、ひとたびそのコツを把握したならば、瞑想というものは、かならず心地よいものになるはずです。

ヨーガは何千年も昔からインドでおこなわれてきたといわれます。紀元前約二千年という大昔の「モヘンジョダロの遺跡」から、瞑想をする人の彫刻が発見されたと聞きます。また、キリスト教の修道僧もイスラムの聖者も、瞑想をおこなってきました。そう考えると、文明がおこってから、人類は世界中で、正しい瞑想をもとめて苦しんできたのだ、と思われます。

そのようなまじめな求道者たちは、瞑想によって人生の真実をつかむことができる、と考えたのでしょう。あるいは、瞑想によって人生に関するさまざまな疑問を解決し、悟りをひらくことができると考えたのでしょう。あるいは、神と人が合一できるというふうに。

ところが、悟りをひらいたといわれる人は、そんなに多くはないのです。いわゆる聖者とか覚者とよばれる人々ですね。なぜでしょうか。私はその原因は、瞑想にいたる方法がかならずしも確定していなかったからだと思うのです。中村天風はインド・ヨーガの聖者から指導を受け、瞑想に達する確定的な方法を会得したと思います。その方法は、瞑想に入るための集中を効果的におこなうということです。

この集中をいかに効果的におこなうかということにも、人類の長い長い苦闘の歴史がありました。なぜなら、じつに数多くの集中の方法が、ヨーガや禅にはあるからです。

「無我一念」から「無我無念」へ

私はこの本で、中村天風から学んだ、もっとも合理的で効果的で実行しやすい方法を、できるだけわかりやすく説明したいと思います。ヒントだけ申しますと、集中を効果的に獲得するには、できるだけシンプルな対象に向かって心を集中させることとです。もっともシンプルな対象とはどんなものでしょうか。たとえば真っ白な紙に描かれた黒いまるい点、というのはどうでしょうか。これ以上に単純な図形があるでしょうか。この方法については、のちに「一点注視法」と題する第四章でくわしく説明します。

また、もっとも単純な音声とはどんなものでしょうか。それに耳を傾けて意識を集中すると、心はみごとな集中を示すのです。これらはすべて古いヨーガの経典に書かれています。この方法についても、「一音傾聴法」と題する第五章でくわしく述べます。

つぎに、すぐれた集中の状態というものを、はっきり心にとどめておく必要があります。すぐれた集中とはどんな状態をいうのでしょうか。それは、ほかのことはなにも考えずに、はっきりした意識が持続する状態です。このとき雑念があっては集中とはいえません。

雑念のことを仏教では「我」といいます。「我」という言葉は「自己」という意味と「雑念」という意味があるのです。ですから、雑念のない集中した意識の状態を「無我」と称するのです。そして、なにかに集中していることは、一つの念がこもっている状態です。したがって、すばらしい集中の状態を「無我一念」とよびます。これは天風がよく瞑想と集中の説明につかった表現です。

そんな「無我一念」とよばれる、はっきりした集中の意識状態を経験したことはありますか。かならずあるはずです。たとえば自分の好きなことに夢中になって、ほかのことは一切考えないという状態です。だれにでもあるはずです。好きな音楽を聴いているとき、無我一念の集中状態に入っているはずです。

料理の好きな人が、なにかおいしいご馳走をつくっているときは、やはりそうではないでしょうか。ところがその料理をだれか大事なお客さんに出すときは、どんな意識になるでしょう？　とびきりいい料理をつくってほめてもらおう、失敗したらどうしよう、などと考えながら料理をつくっていたら、たちまち雑念に邪魔されて、無我一念ではなく多念となりますね。「念」とは「思い」

です。いろいろな思いが錯綜すれば多念になります。集中はこわれるのです。雑念とか多念は集中の反対の状態です。

瞑想の状態はすでに述べたように「無我無念」です。集中の「無我一念」から瞑想の「無我無念」までは、わずかな一歩のように感じられませんか。しかし、この一歩は、天風式の集中の方法によらなければ、なかなかむつかしいのです。「無我一念」の集中ということでは、キリスト教も仏教もイスラムも人々に教えてきた、と思います。それは我を忘れて一心にお祈りしたり、お経を読んだり、聖典を朗唱したりすると、集中が獲得できるからです。「南無妙法蓮華経」や「南無阿弥陀仏」といったお題目や称名《しょうみょう》は、「無我一念」であり「集中」です。そこには雑念はなく、欲念や煩悩は影をうすくしてしまいます。しかし「無我無念」まではかならずしも進んでいないのです。可能性は秘めていますが。

そこで、禅はこの「無我無念」を目標に「坐る」ことを教えてきたわけです。坐禅は瞑想の一種です。禅はヨーガを淵源としていますので、禅とヨーガは似ているところがたくさんあります。天風も自分の教える瞑想は「ヨーガ式の坐禅」であると言っています。（『安定打坐考抄』）そして禅のなかには自分の教えるヨーガに似た部分がたくさんあると言っています。

日本に禅を広めた道元

そこで日本のすぐれた禅僧が瞑想をどのように考えたか、について少し見ていきたいと思います。たとえば道元という名僧です。日本に禅を広めたのは栄西や道元です。ここでは道元について話します。

道元は中国に留学し、如浄《にょじょう》という僧から坐禅を学び無我の境地を体得し、帰国して禅をひろめました。道元は無我無念の気持ちを「身心《じんしん》脱落」と表現して、師の如浄から「おまえは悟った」と言われ、印可をうけました。道元は無我無念の境地に到達したきわめて稀な人と言えましょう。「身心脱落」とは「身も心も忘れ果てる」というような意味です。

道元はまた坐禅を「我執をはなれ、妄想を断つ」とも表現しています。我執とは「雑念へのとらわれ、こだわり」ということです。ですから、無我無念の瞑想の状態は、雑念によって曇っていた心の鏡が、みがかれた鏡の面のように澄みきった状態ともいえます。「明鏡止水」という言葉がありますね。明るい鏡、そして波一つない静かな水の面という比喩で、無我無念の心を表現しているのです。

そのような心になると、人生の真実が静かな心に映り、ほんとうに正しいことはなにかということがわかって、迷いが消えて悟りがひらけるということです。

道元が中国で悟りをひらいたのは二十六歳だといいますから、早いですね。ちなみに天風がネパールの山奥で悟りをひらいたのは三十七歳のときでした。

道元は当時としては珍しく、漢文ではなく和文で『正法眼蔵《しょうぼうげんぞう》』という本を書いて、当時の人々を啓蒙しようとしたのです。しかし、それでも道元の本が非常にむつかしいのは、その詩人的才能を発揮して、瞑想の状態をいろいろな比喩で表現しようとしたからです。瞑想は無我無念なのですから、本来ふつうの言葉では言い表せないはずです。

道元の両親は最高の権門の出身でしたから、道元がその気になれば、宰相(関白)の位までいくことは夢ではなかったのですが、道元はそういった俗世間の出世や名誉栄達をもとめず、ひたすら人生の真理を探究しました。

道元は三歳のときに父と死別し、八歳のときに母をうしなっています。両親の愛にめぐまれなかっただけに、悩みは深かったのでしょう。十三歳のときに、思うところがあって比叡山の奥の横川《よかわ》にいる僧であった叔父さんをたずねて、家出をしました。

道元には古武士のような風格があったと伝えられています。しかし政治や軍事に関心をもたず、ひたすら道をもとめて学問をしたようです。

道元の文章は詩的な比喩がむつかしいので謎めいた部分が多く、読む人によっていろいろな解釈があります。それが道元の尽きない魅力でもあるのでしょう。数多くの詩人や文学者たちが、自分の解釈を世に問わんとして、多くの本が出版されてきました。

道元を研究した玉城康四郎

数多い道元の研究者のなかで傑出しているのは、玉城康四郎[*1]だと思います。玉城さんは惜しいことに一九九九年に他界されましたが、東京大学の宗教学の教授で多くの人の尊敬を受けています。玉城さんは道元に学び、すぐれた道元論を書き、熱心に瞑想をした方でもあります。

玉城さんは瞑想を、

「身心が一体となっている状態」

と表現されました。それが人間の理想のすがた、ということです。これは天風の「心身統一」という考えと一致します。

玉城さんには難解な論文のほかに、一般の人向けのわかりやすい瞑想についての啓蒙書もあります。そのなかで自分の瞑想体験を率直に書いておられます。お釈迦さまの悟りと瞑想の関係を研究され、多くのヨーガの聖者を手本にして瞑想にとりくまれたようです。

玉城さんは英語、フランス語、ドイツ語に堪能であるばかりか、ギリシャ語、ラテン語も学ばれ、しかも漢文をらくらくと読まれるという碩学でした。さらにお釈迦さまの事蹟を記録した貴重な文献をパーリ語で読まれ、その解釈をされました。それによると、お釈迦さまが悟りをひらかれたとき、なにが起こったかというと……、

「ダンマが釈尊に顕《あら》わになり、ブッダ（覚者）となった」

と書いておられます。ダンマというのは「形なき純粋な生命」のことだそうです。天風の教えでは、「絶対的な宇宙の生命エネルギー」ということになるでしょう。

玉城さんによると、ダンマが顕わになると、その人は人生の迷いから覚め、死後は浄土に生まれるそうです。浄土に生まれるという、人間にとって最高の幸せを受けるのだ、と言っておられます。

玉城さんは「心身統一された思惟」、つまり瞑想を「全人格的思惟」と名づけられました。「全人格的」というのは、「心と体が一つになった状態」というこ

とです。ですから、玉城さんの考えと天風の考えはぴったり一致するのです。

玉城さんは、若い頃太平洋戦争に応召し、あの日本帝国軍隊のきびしい規律のなかで、時間を盗むようにして、たとえば就寝の前に、坐禅を組んだそうです（『瞑想と思索』春秋社、一九八四）。

ヨーガの貴重な教典の翻訳者、佐保田鶴治

ヨーガ式の坐禅を研究された人に佐保田《さほだ》鶴治*2という人がいます。佐保田さんは京都大学で西洋哲学を学び、立命館大学や大阪大学で哲学の教授をされた方ですが、ヨーガの瞑想を研究し、ヨーガの貴重な経典を翻訳されたばかりか、自分でも実践されました。インドでもヨーガを研究され、たくさんの著書がありますが、ヨーガ哲学の文献に関してはもっとも信頼できる学者です。

佐保田さんは、

「瞑想のとき、思考の内容が広がっていく」（『ヨーガ根本教典』平河出版社、一九八三）

と表現しておられます。この「思考の内容が広がっていく」というのは、天風の言う「霊性の発現」に該当すると思います。「霊性の発現」というのは、理性の意識と違って、はるかに広い分野にわたって霊的な意識がはたらく、ということです。

多くの人が気づいていませんが、人の心はもっと広大なもので、ふつうは眠っているが、瞑想によって発現し、人の思考は飛躍的にひろがるのだ、と天風は教えています。

天風はもっともすぐれた瞑想家

中村天風*3は、ヨーガ式の瞑想を徹底的に実践し、奥義をきわめた類いまれな人です。天風は哲学的な理論よりも瞑想を実践するための画期的な方法をヨーガのなかに発見した人とも言えます。おどろくべき波乱万丈の人生を歩んだ人でもあります。中村天風については、第十章でくわしく述べます。

瞑想に関して、天風は「（瞑想をすると）煩悩は消え、意識が明澄になり、動中静の妙味を体得」できる、と表現しています（『安定打坐考抄』天風会、一九五一）。

「動中静」というのは激しい行動の真っただ中において、静かな心を保つ、ということです。武術をやる人たちは、動中静をきわめて大切なことと考えているようです。だから昔から武道家は坐禅を修行したのですね。

すぐれたヨーガの研究者、エリーゼ・エヴェラルダ（Elise Everarda）は、瞑想について次のように記しています。

「心が静謐なとき、なんらかの真理を感得できる。瞑想はだから、自己を経験的に知る道である」

「瞑想は宗教的なものではないし、儀式でもない。瞑想は意識の拡大であり、絶対的な実在の内的次元を直接経験することである。……瞑想は宇宙法則を垣間見るプロセスである。……そして瞑想を体験した人は共感、調和、癒し、無条件の愛のなかで生きようという気持ちになる」（*Yoga, Many A Splendorous Path* 拙訳）

瞑想は自分の良心の声を聞く方法

天風の弟子の一人、沖正弘[*4]は別派をたてて、三島に道場を開き、ヨーガを教え、多くの本を書きました。インドへも行ってヨーガを研究されました。しかし、沖さんは著作家であるよりも、優れた実践家でした。私は三島の沖道場へ行って、ローソクの灯を見つめる瞑想法を体験しました。

沖さんは瞑想について次のように言っています。

「瞑想は人づくりの最高の行で、……自然治癒力をたかめる」

「瞑想をすると、天に自分の生命をお任せするという最高のくつろぎの状態になる」（『冥想ヨガ入門』）

ドイツの哲学者イマヌエル・カントはきわめて難解な哲学で有名ですが、その実践哲学の究極の結論は、ひと言でいえば、

「自己の良心の声を聞く」

ということでした。このことをある友人に話したら、

「えっ？ そんなに簡単なことなんですか？」

と言いました。

しかし、よく考えると、「いかにして自分の良心の声を聞くか」というのは、瞑想を知らないと、きわめてむつかしいものです。

自己の良心の声を聞くには、まず心を明澄に保たねばなりません。多くの場合、私たちは心を混濁させてしまうために、自己の良心の声が聞こえず、過ちを犯して後悔の念に苛まれるのです。

心を明澄に保つには瞑想以外に方法はありえません。

瞑想とは、本来の正しい自分にたちかえるということです。

瞑想は自分の良心の声を聞く方法だとも言えます。

注
＊1 玉城康四郎（一九一五―九九）の著書より。「冥想とは、永遠への道であり、同時に永遠の道

である」（『冥想と思索』春秋社、一九八四）「（数千年前の）古代人と同質の冥想の実践に、かれらがまのあたりに開覚したであろう宇宙的生命の世界を、われわれもまた生きいきと直覚することができる」「冥想は、古代と現代が無媒介的に流れあう、歴史の不思議な鉱脈であろう」「ゴータマと道元は一五〇〇年はなれているのに、（冥想の）方法も趣旨も一致している」（『東西思想の根底にあるもの』講談社学術文庫、二〇〇一）

＊2 佐保田鶴治（一八九九―一九八六）の著書より。「瞑想とは、平静にめんめんと続く、澄み渡った意識」（『ヨーガ根本教典』平河出版社、一九七三）

＊3 天風の著書より。瞑想の効果について。「雑念がなくなり、本心良心がでてくる」「宇宙の根本主体と人間の生命が一体化する」（『盛大な人生』日本経営合理化協会出版局、一九九〇）

＊4 沖正弘（一九二一―八五）の著書より。「瞑想の目的は宇宙と人間の関係をつかむ……神人合一である」「（瞑想は、自己の）内なる真実の声をきくことである」「瞑想は心のもっとも自由な状態である」（『冥想ヨガ入門』日貿出版社、一九七九）

第二章

瞑想の目的と効用

天風の言葉

瞑想とは、宇宙の根本主体と人間の生命が一体化することだ

瞑想には二つの入り口がある

前章でも、瞑想の目的と効用については少しふれましたが、この章では、別な角度から、さらにくわしく目的と効用について、お話ししたいと思います。

結論から言うと、瞑想は人生のほとんどあらゆる面に効用があると言えます。それらすべてが目的ということになります。とすると、あまりにも漠然としてしまいますので、ここでは瞑想の目的、効用を大きく分けて、

一、実利的、実際的なもの

二、求道的、哲学的、宗教的なもの

の二つについて考えてみます。これが瞑想をするための二つの入り口、と考えていいでしょう。

瞑想は、ヨーガや禅といった分野でもっぱら追究されてきた長い歴史がありますので、一般には、二の求道的、哲学的、宗教的なものという先入観がありますが、一の実利的なもの、実際的なものというとらえかたは、比較的最近注目を

あびているものです。つまり瞑想というのは、日常的な健康とか仕事をするうえで役に立つのではないか、と考えられるようになってきたのです。

そもそも、なぜ人間は瞑想を思いついたのでしょう。昔の哲学者や宗教家たちが人生を考えたときに、自然に考える姿勢として、瞑想というかたちができたのだろうと思います。なぜなら、人生について、あるいは神について、宗教的あるいは哲学的に思索するとき、自然に瞑想の姿勢をとるものだからです。つまり両手を組んだり、足を組んだり、背筋を伸ばしたりするとき、思索は深まるのです。

そして心を空《くう》にしたとき、その澄みきった心に真理がおのずから映るというのが、太古からの人類の知恵であったでしょう。キリスト教でもイスラムでも修道僧は瞑想にとりくんでいます。

しかし、それとは別に、最近多くの人が、瞑想が人間の心身にもたらす効用というものに気づきはじめているのです。その発端となったのは、精神分析学や心理学の分野の研究ではなかったでしょうか。たとえば、アメリカのエーリッヒ・フロムのような精神分析家が禅に強い関心を持ち、ノイローゼなどの神経症の治療に坐禅が有効である、と言いはじめたのです。

瞑想は健康によい

フロムは禅の研究家、鈴木大拙《だいせつ》とも交流し、『禅と精神分析』と題する共著もあります。フロムは、東洋の禅の瞑想と西洋の精神医学や心理学の考え方を融合しようとして、いろいろな提言もおこない、坐禅にあたらしい時代の光をあてたのです。

さらに最近では、医学の進歩とともに、瞑想は健康によいということがわかってきました。「瞑想健康法」などという言葉をつかう医学者もいます。瞑想はメンタルな健康を促進し、それは肉体的な健康にもつながる、ということです。

またノイローゼでなくとも、一般の人が日常的に感じているストレスから人を守る力が瞑想にはある、という認識も、とくに医学の分野から出てきました。

さらには、瞑想は、ごくふつうの悩みや心配事からも救ってくれるという見方も出てきました。

自律訓練法や自己催眠法という言葉を聞かれたことはありますか。これらはほぼ同じものですが、自己暗示によって神経症の治療を追究する医学的な方法です。それらの分野でも有効な方法として、瞑想や坐禅が研究の一項目を形成するにいたっています。

人をプラス思考に導く

プラス思考を養う方法としても瞑想は考えられてきました。アンドリュー・カーネギーやナポレオン・ヒルといった成功哲学を唱導する人々はプラス思考という言葉を流行させました。彼らも、瞑想がプラス思考を養うのに効果があると考えましたが、瞑想の具体的な方法については、あまり研究しませんでした。

プラス思考というのは、一種の自己暗示などを中心とする教えですが、自己暗示を効果的にするには瞑想がよい、ということです。なぜなら、瞑想によって実在意識が明澄になり、無意識（潜在意識とよぶ人もいる）が心の表面に出てくるために、ひじょうに暗示を受けやすい状態になるからです。ですから、とくに瞑想の直後は、自己暗示がうまくいきます。これはもはや心理学の常識となっています。

また、瞑想が集中力をたかめるのに効果的だと気づいた人たちがいます。しかし、これらの瞑想についての考え方はきわめてプラグマティックで実利的なものです。一方の求道的に瞑想をもとめている人のなかには、そういう実利的瞑想の考え方は邪道だと主張する人もいます。瞑想は、どこまでも真の自己を発見し、悟りをひらくためのものである、と考えるわけです。瞑想は神聖なきびしい修行だ、というわけです。

どちらが正しいと思われますか。

私は、瞑想を健康に役立てるような新しい傾向は、人々の幸福につながり、すばらしいことだと思うのです。瞑想を宗教的な修行だけに限定するのは、むしろ偏狭で頑迷な見方ではないでしょうか。

健康という身近な入り口から瞑想に入って、やがて求道的な瞑想に進んでいく、ということも考えられます。はじめにほんの短い時間、瞑想をすることで瞑想のよさがわかってくれば、つぎは、もうすこし真剣に時間を長くしてやればいいのです。

いずれにせよ、瞑想はメンタルな健康をたもつために、きわめて効果的です。なぜなら、先にもふれたように、瞑想は内なる自然をとりもどす方法だからです。

序章でトランキライザーが精力を奪ってしまうと申しましたが、瞑想は逆に精力を増大し性欲をたかめます。これは多くの瞑想の実践者がひそかに語ってくれることです。

「ほんとうの自分」にめざめるために

　では、なぜ瞑想をするのでしょう？　それは瞑想をすると、プラス思考の実行が楽になるのでしょうか、ほんとうの自分というものが実感できるようになり、その「真の自己」から意志というものは出てくるからです。意志が出てくると、自分の思考をプラス方向にもっていくことが容易になります。

　意志の力というものは、すべての肉体的条件と精神的条件を超えて出てくる、ということは私が天風から学んだことの一つです。つまり病気であろうと、悩みがあろうと、意志は「ほんとうの自分」――宗教的にいうと霊魂ということになりますが――にめざめると出てくるのです。意志は、「実在としての自分」から発現するものだからです。

　天風は言っています、

「（意志は）真我の所有である自己の生命を支配する最高の権能をもつ」（『真理行修誦句集――瞑想行修用』）

多くの人がプラス思考について、あたかもちょっとした努力でだれもがプラス思考になれるかのように言います。たしかに健康なときや調子のいいときに、プラス思考を実践することは容易です。しかし大きな病にかかったときにも、プラス思考になれるでしょうか。ポジティブに考えようとしてもできないときというのは、いっそう苦しいものです。

アメリカでは、太平洋戦争のはじまる前から、プラス思考を唱導する人々がいました。そして戦後には、それがまるで流行のような現象を引き起こし、現在もつづいています。しかし、私はプラス思考の実践方法について、物足りないものを感じています。なぜなら、プラス思考を唱える人はもっぱら短い自己暗示の言葉をつかうことを勧めるだけで、メディテーションを効果的にとりいれていないからです。

瞑想で、自分の心の奥をみつめる

次に瞑想の求道的な面について、すこし考えてみましょう。

人生の根本にかかわるような問題を考えてみたことがありますか。たとえば、

人はなんのために、この世に生まれてきたのか。

人は人生をいかに生きるべきか。

人は死んでのち、どこへいくのか。

人生の意味ってなんだろう？　いずれは人類もこの世から消えてしまうのに。

などなど、です。

瞑想は本来、こういういわば哲学的、宗教的問題にとりくむ思索をたすけてくれる方法だったんです。なぜかと申しますと、物理的な現象を理性で観察するようなやり方、つまり科学的な方法では、これらの問題の解決はできません。哲学的な内観する方法でないと考えられないのです。哲学的な内観——これこそが瞑想です。内観とは深く自分の心の奥をみつめるということです。

天風は「人はなんのために、この世に生まれてきたのか」という疑問に、「宇宙の創造の法則に順応し、進化と向上を実現するためだ」と教えています。しかし、この答えはあくまでヒントであり、私たちにとっては、頭の中だけの解答にすぎません。心も体も一体になって考えたうえで、自分自身の答えとして納得しなければなりません。つまり瞑想によって把握しなければなりません。ただし、瞑想をしているときに、そのような問題を考えるのではなく、瞑想のあとで考えるのです。

人生にかかわるこのような大問題については、ふつう、だれか偉い哲学者や宗教家の言葉を信ずるしかありません。でも私は、瞑想によって心も体も一つにして、その答えを実感する以外にないと考えます。「心も体も一つにして」というのは、玉城（康四郎）さんの言葉を借りれば「全人格的に」ということになります。また、天風の言葉では「心身を統一して」となるでしょう。瞑想こそは「心身が統一した状態」なんです。

人によっては、「そんな深刻な問題を考えて、なにになるんです？」と言う人もいるでしょう。あるいは、「おれのような馬鹿に、そんなむつかしいこと、考えてもわかるわけがないじゃないか」と言うかもしれません。それはむしろ健全な反応かもしれません。天風先生も「あんまり人生をむつかしく考えないほうがいいんだよ」と忠告されています。それは私にとっては大きな救いでした。

瞑想は最良の助言者

人生には、行く手に道が二つにわかれていて、どちらにしようかと迷うことがあります。進学や就職がいちばん端的な例でしょう。また就職してから、仕事のうえでとるべき方向について、選択を迫られることがかならずあります。そして迷うことがあります。そういうときこそ、瞑想が役に立つのです。人に相談しなくとも、瞑想をすると、自分に正しい判断をうながしてくれるのです。

仕事を引き受けるかどうか迷ったり、ポストを引き受けるか、断わるか迷ったりすることがあります。この場合、人に相談すると、ロクなことがありません。あなたが尊敬しているある人に相談して、それはAの道をとるべきだ、と忠告されたとき、あなたが迷わずにAの道をとるのなら、問題はありません。ですが、あなたがどうしてもBの道をとりたくなったとき、どうしますか。忠告者への義理と自分の気持ちのあいだで、決断はきわめて困難なものになります。

はっきり言いますと、自分の人生の大きな選択は、けっして人に相談すべきではありません。もちろん、判断のための情報を人からもらうことは、いいことです。でも、最後はどこまでも自分で決めるべきです。そのとき瞑想がかならず役に立ちます。ただし、瞑想のときに考えるのではありません。答えは自然にいつか心に浮かぶのです。

自分のことは自分で考えるべきではないでしょうか。他人に自分のことを決めてもらうのでは、まるで奴隷のようなものですね。情けないことです。

易や占いにみてもらう人もいますが、これほど愚かなことはないと思います。見も知らぬ人の判断に従って人生を決めてしまうなんて、愚かというより、醜いと私は感じますが……どうでしょう？　瞑想さえやっていれば、自然に自分の判断が出てきて、易や占いとは無縁になっていくものです。

瞑想は、よき助言者を自分のなかにもつということです。

第三章

瞑想に関する医学の研究

天風の言葉

七情巧みに制御され、五欲調節されて、
健康と長寿が実現される

瞑想は、ストレスから人の健康を守る

ここ数年、世界各地で、医学者が瞑想について研究して、すばらしい成果をつぎつぎに発表しています。とくに日本とアメリカ合衆国で、研究が進んでいるようです。ノイローゼやストレスから人の健康を守る効力が瞑想にあることが、すでに知られているからです。そして、その知見が科学的にも正しいことが証明されています。

現代社会はストレスが多いと言われます。そして、ストレスがたまりすぎると神経症となることもあります。ノイローゼは「異常に強い精神の緊張」と考えられますが、瞑想は、その反対に「緊張がほぐれ、精神的に安定した状態」です。

ドイツにベントという有名な精神医学者がいます。彼はこう言っています。

「坐禅の精神療法における意義は、人間が自然にもっている生命に根源的な自発性（＝自然な状態）を解き放つ」

つまり、単純化して言うと、瞑想は人の心に自然を回復する、ということで

すね。

潜在意識のなかの生命力を引きだす

瞑想をとくにテーマとして研究しているのは、おもに精神医学や脳科学を専門としている医学者です。脳波をつかって瞑想を研究した先駆者は、東京大学医学部の精神科の平井富雄教授です。平井さんの研究は国際的にも認められています。『座禅の科学』という本では、一般の読者にもわかりやすく、瞑想の状態を脳波で測定した研究成果を説明しておられます。

脳波は人間の心の動きが変化するさまを、波形の曲線であらわしたものです。人間がふつう日常的に活動しているとき、脳波はベータ波です。ところがすぐれた瞑想家が坐禅をすると、アルファ波に変化します。そしてさらにシータ波が出てきます。シータ波は精神の安静をあらわす脳波です。

平井さんによると、長年坐禅を修行したお坊さんが坐禅すると、脳波の振幅が大きくなり、しばらくすると脳波の周期がゆるやかになるそうです。このときの脳波がアルファ波と呼ばれるものです。アルファ波はふつうの人にはあらわれません。ただ、坐禅をしなくても、なにか特別なすぐれた才能をもつ人は、静かに坐ると、アルファ波があらわれるそうです。

瞑想は睡眠よりも深い精神的休息を与える、ということが坐禅の経験のある人たちから聞かれます。そこで、平井さんはそれがほんとうかどうか、科学的に調べられました。平井さんは禅のお坊さんに被験者になってもらい、眠っているときの脳波と、瞑想をしているときの脳波を計測して、比較しました。

その結果、眠っているときには現れなかった現象があらわれることを発見されました。この現象は、カチッというクリック音を聞かせて、その反応を測定します。坐禅をしているお坊さんはGSR（カチッという音への反応）を持続的に、敏感に示しました。しかし、同じお坊さんが眠っているときには、同様のクリック音を聞かせても、そのクリック音になれて、反応を示さなくなるということがわかりました。

この結果からわかることは、瞑想中は外界の刺激にいつまでも鋭敏な反応をしつづけ、なれるということがない、ということです。つまり、瞑想のときは、なにも考えず、なにも思わないのに、感覚ははっきりしていて、適応力はなくならないのですね。アルファ波はつづき、カチッという音のときだけふつうの脳波であるベータ波になり、すぐにアルファ波にもどる、ということです。

この平井さんの発見は瞑想の本質を科学的に示すものとして、世界の注目を集めました。瞑想の本質とは、眠りとちがって、瞑想は刺激に対して敏感に適応していくということです。

平井さんはまた、瞑想のとき、大脳皮質のはたらきが低下し、自律神経中枢のはたらきは活発になるということも明らかにされました。このことをわかりやすく心理学的に言うと、瞑想のときは実在意識があまりはたらかなくなり、かわりに無意識（潜在意識）が活発にはたらくということです。無意識には人類が共有する古代からの知恵があるといいます。無意識の奥深くに潜在的な生命力があるということは、心理学者たちも天風も言っています。したがって、瞑想すると無意識のなかの知恵や生命力が湧きでてくる、ということになります。

平井さんは瞑想について研究をつづけていくうちに、禅についていろいろ学ばれ、自分でも坐禅にとりくまれました。

「禅の本質は実行するにある」

平井さんの名言だと思います。坐禅でも瞑想でも、ただ観念的に理解しただけではなにもわからない、ただ実行することによってわかるのだ、ということですね。

成人病予防にも効果を発揮

医学は国際的な共通語といっていいでしょう。坐禅について、日本語から英語やその他の外国語に翻訳するのは、たいへんむつかしいものですが、医学の世界では、国際的に共通の認識が容易にできます。ヨーガも禅も、最近の医学研究で、急速にその価値が国際的に知られるようになりました。瞑想が健康法としても大きな価値があることが世界的に認められています。

とくに瞑想が、高血圧、高コレステロール、肥満、糖尿病などの成人病の予防に効果がある、という研究がたくさんあります。このことはすでにふれましたが、成人病の大きな原因の一つは、外界からのストレスです。そして、瞑想にはストレスを減らす力があるんですね。

ときどき無我無念になることで、ストレスから一時的に解放されるわけですが、そうするとストレスは持続性をうしない、いわばバラバラに分断されて力をうしなってしまうのです。

瞑想は自律神経の機能をたかめると、すでに申しましたが、医学界ではそれ以外にも、身体のさまざまな機能を向上させると、言われています。イギリスやアメリカの学者たちは、瞑想をする人の生理的年齢が、瞑想をしない人よりも十二年長いという統計を発表しています。私の周囲でも瞑想をしている人たちは九十歳、百歳まで長生きして、しかも死ぬ間際まで健康で、社会的な活動をつづけた人が多いです。

睡眠よりも深い休息をあたえる

ヨーガの瞑想は、何千年も昔、太古の時代からおこなわれていたという長い歴史がありますが、瞑想についての医学研究はつい最近始まったばかりです。一九二四年、ドイツでハンス・ベルガーという精神医が、脳波をつかって人間の精神活動の変化を記録したのが、世界で最初の科学的な研究だったといわれています。

ハンス・ベルガーは、人の脳から電気的な振動が出ていることに気がついたのです。しかし、脳から出る電波は十万分の一ボルトという、きわめて微かな電力なんですね。当時、それを記録することはたいへん難しかった。とうぜん電波を増幅するスキルを開発する必要がありました。

さきほど紹介した平井富雄教授は、コンピュータをつかって脳波を増幅することに成功し、飛躍的な進歩をなしとげました。

アメリカの多くの大学では、瞑想時の脳のはたらきや生理状態が分析され研究されています。その過程で判明した重要なことは、瞑想中の酸素消費量は、睡眠中よりもはるかに少ないということです。これが、瞑想は睡眠よりも深い効率的な休息を人体に与えているということの根拠となったのです。

第一章でふれた玉城先生は、私は瞑想をやらずにはおれない、と言われました。その理由は精神的な疲労は夜の睡眠だけではとれないが、瞑想をするととれるのだ、ということでした。この貴重な体験報告が正しいことが、医学的に証明されたわけです。

自然治癒力をたかめる

瞑想は自然治癒力をたかめるともいわれます。たぶん、瞑想によって病からくる精神的な不安や恐怖を、かなりの程度にまで、かわすことができるからではないでしょうか。

私自身の経験を申しますと、五十歳のときに腰痛をわずらって、その痛みから心が沈みがちになってしまいました。ある整形外科の医者から「ひょっとしたら、あなたはウツ病になっているのかもしれない。いちど精神科の先生に診てもらうのがいいでしょう」と言われ、紹介状をもらいましたが……私は忠告どおり精神科に行くことはしませんでした。

天風の直弟子としてこれは恥ずかしいことだ、と思い、天風先生の教えを自分はほんとうに実行しているだろうか、と反省しました。そして、瞑想をあらためて実践し、このときはじめて瞑想にいたる集中のコツをはっきりとつかんだのです。

すると、それ以前の自分の瞑想はいいかげんなものだった、と気づいたのです。私はそれ以来、朝と寝がけに、毎日瞑想を実行するようになりました。ウツも腰痛もだんだんとよくなりました。

瞑想によって腰痛がよくなったというより、腰痛からくる、あの実にいやな不快感から解放されていったのです。腰痛の痛みを感じながらも、半年休職していた大学にもどり、授業をつづけることができました。二、三年かかりましたが、腰痛はなおりました。

スポーツ選手も瞑想をする

アメリカの心理学者マズローが創案したＰＯＩという心理テストがあります。被験者に、充実感、自己実現、自発性、温かい人間関係、自信、といった項目からなる質問をして、その人の精神状態を客観的に判定するものです。このＰＯＩを、瞑想をした人たちと、しなかった人たちの、二つのグループにおこない、その結果を比較すると、瞑想をした人たちのグループのほうがはるかに良好な結果を示した、という報告があります（『瞑想健康法入門――アメリカ最新医学が実証した〝十二歳若返り効果〟』児玉和夫、ごまブックス、一九九二）。

この報告は、瞑想が仕事のうえでのストレスや、マイナス感情を減らすのに役立っていることを示すものです。また、瞑想は仕事への意欲をたかめ、焦りなどの気持ちをなくし、落ち着きをあたえることを示しています。

最近は瞑想がスポーツ能力の向上にもよいというので、スポーツ選手で瞑想を実践する人が多い、と聞きます。あるレスリングの選手がこういう話をテレビでしていました。

「瞑想をしたあとは、集中力がたかまり雑念がなくなるので、試合のとき、自分の力を最高度に発揮できると感じます」

そのレスラーがどんな瞑想の方法を実行しているのかなと、興味深く話を聞いていますと、それはたいへん簡単なもので、ただ坐って、リラックスし、心を静かにする、ということでした。しかし……、

リラックスし

心を静かにする

という二つの点は、瞑想が結果的につくりだす状態を言いあてています。それだけでは完全な瞑想とは私には思えませんが、この二つができたら、大きな効果が生まれることは間違いありません。

瞑想をすると世界が美しく見えてくる

最近、瞑想のときに出てくるアルファ波が、実は老人性の認知症の人たちの脳からも出ていることが判明して、問題になりました。そこで、脳科学者たちが、左脳と右脳から出てくるアルファ波を調べてみて、二つの脳波が同調しているかどうかという点に注目しました。その結果、すぐれた僧の瞑想では同調しているが、老人性認知症の人の脳では同調していないことがわかりました。

脳波が同調するということには、どういう意味があるのでしょうか。それは、脳全体が同時に協力的に活動しているということになります。左右の脳が一緒にはたらくと、意識が深さと広がりをもつということです。

意識が広く深くはたらくと、イマジネーションがゆたかになり、インスピレーションが発生するというのです。創造性のゆたかなアーティストは、脳のいろいろな分野から出る脳波が同調していることも観察されています。

瞑想をすると世界が違って見えてくる、世界が美しく見えてくる、と平井先生は、自分の瞑想体験について、本のなかに書いておられます。（『座禅の科学——脳波からみたそのメカニズム』講談社ブルーバックス、一九八二）。一種のハイの状態ですね。私も、瞑想をしたあと、自然の景色がとても美しく感じられることが、よくあります。木々や路傍の草花の葉っぱ一枚一枚がはっきりと目に映ってくるんですね。瞑想体験者の多くもそのような話をしています。

海外における瞑想の科学的研究レポートから

＊最近の脳の研究には、脳を輪切り状態で映像化する「スキャン技術」というものがつかわれます。アメリカ合衆国・ウイスコンシン大学の医学研究グループは、スキャン技術をつかって、脳の状態と瞑想の関係を調査研究しました。すると、瞑想者は瞑想によって、脳の偏桃状部における誤った判断を矯正し、プラス思考を実現することがわかりました。「瞑想が前頭葉外皮の左部位を活発にし、集中力、計画性をたかめる」と彼らは結論づけています。

＊アメリカ合衆国のカルフォルニア大学のサンフランシスコ校にある、医療センターのポール・エクマン医師の研究によると、「瞑想は、恐怖の記憶の中枢である偏桃状部をコントロー

ルし、幸福感をつくりだす」ということがわかりました。

＊イギリスのBBC放送（二〇〇二年三月一日）によると、アメリカのペンシルヴァニア大学のアンドリュー・ニューバーグ博士は、チベットの僧侶たちに一時間瞑想をおこなわせて、脳の状態を調べました。博士は「脳映像化」のテクニックをつかって、瞑想と脳の働きの関係を明らかにしました。それによると、人がなにかに集中したときに活発化する前頭葉の活動が、瞑想中にも確認されました。博士はつぎのような結論を述べています。「瞑想時に、僧たちは時間と空間の感覚を超越し、彼らのスピリチュアルな現実把握は、私たちの科学的な日常的な現実感覚より正確である」

＊アメリカ合衆国のウィスコンシン大学マディソン校の研究者たちは、fMRI（機能的磁気反響映像化）という方法をつかって、チベットの僧たちのおこなう「共感瞑想」を研究調査しました。この瞑想は、チベットのダライ・ラマ十四世の宗教哲学にもとづく瞑想で、他人の心に共感する能力をたかめるための修行です。研究者たちは、こう結論しました。「瞑想が、他者の精神状態に共感する脳の部位に影響することが、私たちの研究によって、確認された。したがって……人間は音楽の楽器演奏やスポーツを習得するのと同じようなやりかたで、瞑想によって〈他者を愛する親切心や同情心〉を習得することができる」

＊イギリスのBBC放送（二〇〇七年六月三十日）は、アメリカのカリフォルニア大学ロスアンジェルス校（UCLA）で博士号を取得したデイヴィッド・クレスウェルの研究を報じています。

――「瞑想によって、人は、現下の自己の感情や想念を冷静に観察し、自己のマイナス感情をぬぐうために、その感情をうまく言語化することができるようになる。瞑想によって瞑想者の前頭葉が活発化していることが観察された。これは瞑想が健康に良いことを示している」（アメリカのスタンフォード大学のジャーナル、Psychosomatic Medicine に掲載）

＊イギリスの新聞『デイリー・テレグラフ』（二〇〇九年六月十七日）は、次のようなニュースを報じています。「アメリカ合衆国のUCLA医学部のアイリーン・ルーダース博士のチームはMRIのスキャニング技術をつかって、〈瞑想によって脳のサイズが増大すること〉を発見しました。その結果、瞑想は人の知能の働きをよくする可能性があります。また、同博士は『瞑想はプラスの感情を育成し、情緒を安定させ、思慮分別のある行動をとる能力をたかめる』と言っています」。この新聞記事の正当性を裏づける論文が、雑誌『ニューロイメージ』（二〇〇九年四月十五日号）に掲載されています。ルーダース博士のほかA.W.トーガ、N.レオポール、C.ゲイザーの共著となっており、次のような結論がつけられています。「瞑想と脳の構造を関連づける研究は、まだ揺籃期にあるが、瞑想が心理的、生理的健康を増進することが、私たちの研究によって明らかになった」

第四章

瞑想の方法（一）

――一点注視法

天風の言葉

心を一つのものにまとめる手段から入っていけば、
無我無念なんてむつかしくない

長時間坐る必要はない

ただ静かに坐って眼を閉じているだけでは、何時間坐っても、瞑想を体験することはできません。ふつうの人は、瞑想の明澄な意識どころか、雑念がつぎからつぎへとまるで群雲のようにわいてきて、なかなか無我無念にはなれないものです。

そこで、瞑想に入るための準備として、意識を集中する練習をします。それから瞑想の無我無念の気持ち、心を空《くう》にするのです。これはたいていのヨーガの経典やヨーガ関係の本に書かれています。そして天風が教えた、いちばん大切なポイントです。

そして、無我無念の気持ちをつかむことが、つぎに大事なこととなります。瞑想の正しい姿勢は、さらにそのあとでいいでしょう。姿勢については第六章でくわしく述べます。

最初はとりあえず、正座か胡坐《あぐら》でたたみに座布団を敷いて坐るか、椅子に腰かけます。両手は適当に好きなように前で組み、背筋はまっすぐ伸ばします。これで十分です。さらに、体の故障で、坐ることも椅子に腰かけることも苦痛な人は、あおむけに寝てもいいのです。ただ横になると眠気を催しやすいので、なるべく坐るほうがいいでしょう。

多くの人は、瞑想というと、何時間も坐りつづけるもの、という思いこみがあるようです。それは間違いで、最初は三十分もやれば充分です。初歩の段階では、すぐに瞑想の状態を把握しようとしても、なかなか確信をもてないものです。ただ静かに坐ってくつろいだ、というだけで満足すべきです。ただ、できるだけ深い静けさをあじわってほしいものです。そのためにはしっかり集中しなければなりません。

単純なかたちの対象に向かうと、集中しやすいということはすでに述べました。この章ではその方法を説明します。「見る」ことによって集中する方法です。

また、多くの人が、長時間坐って苦痛を乗り越えてこそ、瞑想や坐禅の修行としての意味があると信じているようですが、それも間違いです。本来、瞑想に苦痛などありません。お釈迦さまも苦行をあきらめて、快適な状態のなかで瞑想をされて、悟りをひらかれたのです。

集中すれば、だれにでもできる

いまやコンピュータの時代となり、情報が爆発的に多量にえられるようになりました。長いあいだ秘法として封印されていたヨーガの瞑想の方法も、インターネットで検索すれば、英文ではいくらでも読むことができます。

ヨーガの瞑想といっても、多くの種類があり、集中の方法もいろいろです。ここでは天風がネパールの山奥でインド・ヨーガの聖者から学んで日本につたえた集中の方法を説明します。

この方法は、きわめて容易なだけに、その真価が正しく読者のみなさんにつたわらないことをいちばん心配します。天風式の瞑想を学ぶための一つの条件は真剣さです。どうか真剣にやってください。

さらには、「瞑想など、偉大な宗教家や僧侶が長年かけて苦行するもので、私たちのような凡俗のものが、そんなにかんたんに無我無念の境地などわかるはずがない」と思っている人も多いのではないかと懸念します。天風は、

「どんな人でも人間として生まれたからには、かならずできるのが私の教えだよ。私にもおへそは一つしかないんだよ」

とよく言ったものです。

瞑想の無我無念の気持ちを味わうのは、最初は二、三秒が普通で、それだけで貴重な経験であり、それが突破口となります。まず集中を確実にものにしましょう。瞑想はそれについてきます。

すでに述べましたように、集中しているときは無我一念の状態で、瞑想は無我無念です。なにかに集中して無我一念になっただけで、瞑想をしていると勘違いしている人もいるようです。

ヨーガの経典を翻訳した佐保田鶴治さんは、

「集中と瞑想は不連続につながる、一つの修練の方法である」

と書いておられます(『ヨーガ根本教典』)。

「集中と瞑想が不連続につながる」ということの意味は、集中がつづいたあと、とつぜん集中が切れて瞑想につながる、ということです。

集中とは、一点に集中すること

ところで、日本の禅はヨーガを淵源としているのですが、中国を経て日本につたわる過程で、集中の方法はかならずしも充分につたわらなかったのではないか、と私は考えています。

最近、インターネット上で読んだ、英文で書かれたヨーガの集中の方法のなかに、いくつか効果的なものがあります。それらは、天風の教える集中法と似ているか、一致しています。ヨーガの教える瞑想法にはかならず集中が瞑想に先行する条件となっているのです。

ヨーガ哲学を集大成して編集された『ヨーガ・スートラ』という経典があり

ます。五世紀の頃インドで、パタンジャリという権威ある指導者によって書かれたもので、そのなかに次のような言葉があります。

「(瞑想についての)困難は、一点集中によってとりのぞかねばならない」(Yoga Sutra 1.32)

「(瞑想についての)困難」というのは、雑念、あるいは周囲の雑音など、瞑想をさまたげるものをさしています。

オランダのヨーガ研究者として有名な、エリーゼ・エヴェラルダはつぎのように言っています。

「集中とは心を一点に集中させることである」(*Yoga, Many A Splendorous Path*)

また、フランスのヨーガ研究の権威であるミルシア・エリアーデはつぎのように言っています。

「集中とは確実に一点に集中することである」(*Yoga, Immortality and Freedom*)

エリアーデは、ヨーガの瞑想のとき、思考のみならず感覚までなくなる、と思っているようですが、これは大きな間違いです。すでにふれましたように、瞑想のとき、思考は止まりますが、感覚はむしろはっきりとしているものです。ただ、正しい瞑想者は、感覚しているものにわずらわされることはありません。周囲の雑音や心の中に湧いてくる雑念はあるのですが、それにとらわれることなく、心が静かになっているのです。

エリアーデは、瞑想のあと、瞑想者が以前より強くたくましくなっている、という感想を述べていますが、これは正しいと思います。

丸い黒い点がいちばん集中しやすい

いよいよ天風直伝の集中の正しい方法をご紹介します。二種類あります。視覚をつかう集中と、聴覚を利用する集中です。まずは、視覚をつかう集中について説明します。天風はこれを「無我一念法」と称しましたが、私は「一点注視法」と名づけました。ヨーガのサンスクリット語では「トラカータ」とよばれています。

さて、一点に集中するには、なにを見て集中するといいでしょうか。

できるだけ単純なかたちのものを見るのがいいと、とすでに申しました。では、どんなものがいちばん簡単な図形といえるでしょうか？ それは、たとえば、白地に描かれた「丸い黒い点」です（図1）。

これをじっと見て、意識を集中するのがいちばん効果的であることは、いろいろな図形でためされるとわかるでしょう。初心者は白い紙にペンで大きめの丸い黒い点を描くといいでしょう。慣れるにしたがって、●を小さくしていきます。小さいほうが強い注視力を必要とします。

この丸い黒点をしばらくじっと見つめ、眼を閉じますと、眼底の網膜の上に、黒い点が反転して白っぽい丸い点が浮かびあがってくるはずです。浮かびあがってこなければ、最初からやりなおします。

白い点が浮かびあがってきたら、眼を閉じたまま、白い点をさらにつづけて凝視します。このときの境地が無我一念です。

しだいに眼底の白い点が薄れて消えてしまうまで見つづけます。白い点が完

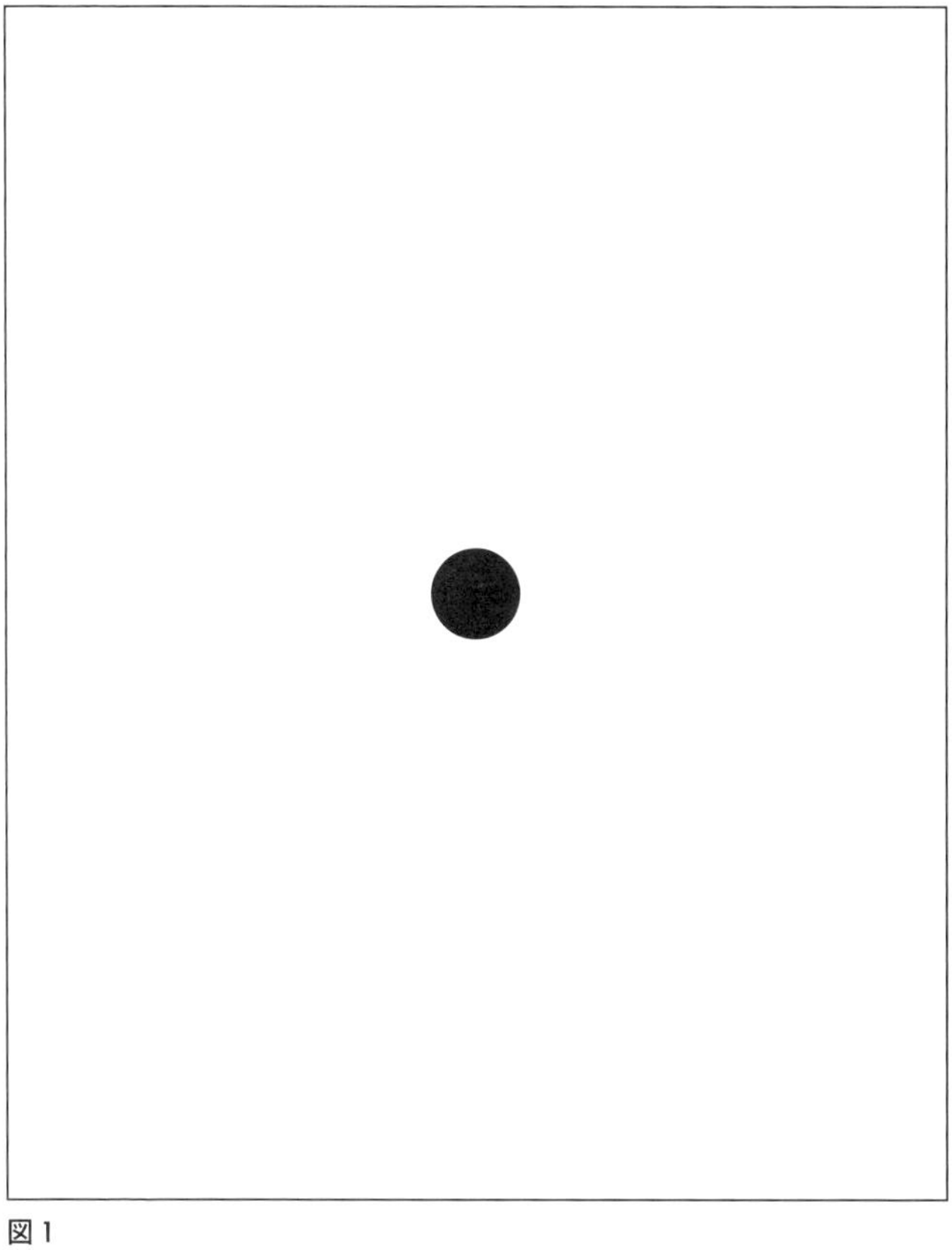

図1

全に消え去ったとき、わずかな瞬間でかまいません、なにも考えていない自分を感じることができますか。それが無我無念の境地で、心が空になるという状態です。これが瞑想への入り口です。シーンとした静かな気持ちをしっかりつかむことが肝要です。

ただし、眼に障害のある人や視力の弱い人は、一点注視法に抵抗を感じるかもしれません。そういう方は、次章の「一音傾聴法」をためしてみてください。黒い点を注視し、さらに眼底に映った白い点を注視し、心が静かになれば、その静けさのなかにしばらく眼をつむって静坐します。

しばらくすると、いろいろな想念や雑念が浮かんでくるものです。しかしそれは、相手にしないでいると消えていくものです。雑念がしつこく出てくると思ったら、ふたたび丸い黒点をみつめることに戻ります。

最初はこれを何度もくりかえし、心が空っぽになった状態にします。二、三秒、心が空っぽになるのが感じられたら、もう天風式の瞑想を把握したことになります。その二、三秒をくりかえせば、合計何分かの瞑想をおこなったことになります。

うまくできなくても、最初はせいぜい三十分くらいでやめてください。そして次の日もう一度、ためしてください。かならずコツがわかる日がきます。

お恥ずかしい話ですが、私は十八歳のときからこの瞑想法を習っていながら、五十一歳になるまでコツがわからないまま、ときどき瞑想をしているつもりでいました。私はよほど不器用な人間です。みなさんはかならずやもっと早くコツがつかめると信じます。この方法でうまく集中から瞑想に入れないと思う方は、次の章の「一音傾聴法」を試みてください。

私のいう「一点注視法」について、中村天風は、「無我一念法」と名づけて、次のような文章を書いています。

「……眼前の一物質――何種のものでもよいからこれを暫時凝視する、そして後瞑目してその印象を眼底にアリアリと認め得るまで何度もこれを繰返すのである」（『安定打坐考抄』）

さらにこの文につづけて、

「(この方法は)俗にいうところの心眼なるものを開き得るに至る方法なのである」

と記しています。

天風の弟子の一人に山田務名《ちかあき》さんという方がおられました。山田さんは天風の死後、この一点注視法を熱心に多くの人に教えていました。山田さんは私の先輩で、私はこの一点注視法を山田さんといっしょに実践した時期があります。

山田さんは東大の工学部に学び、京大の教壇に立たれたこともありました。鉱山会社の技師として満州にわたり、鉱脈をさがしあてる仕事をしておられましたが、一点注視法を毎日実行し、鉱脈の在りかをインスピレーションでしばしば言い当てられたそうです。のちに石原産業の社長になられました。二〇〇六年、九十四歳で他界されましたが、聡明な方でした。

この一点注視法について書かれた本は、私の知るかぎり一冊もありません。この方法を習得するのにとくに指導者は必要ありません。自宅や仕事場のデスクの前に坐って、白い紙切れにペンで丸い黒点を記して、これに集中するだけで、無我無念の瞑想を体験できます。そしてその空の意識がみじかいものであっても、ある瞬間にふといいアイディアが浮んだり……それだけでなく、とにかく、なんともいえない、さわやかな気持ちになって日常がすごせるのです。

丸い黒点だけでなく、つぎにしめすような図形を利用するのもいいでしょう。丸い黒点となんの違いもなく、気分の転換に過ぎません（図2）。

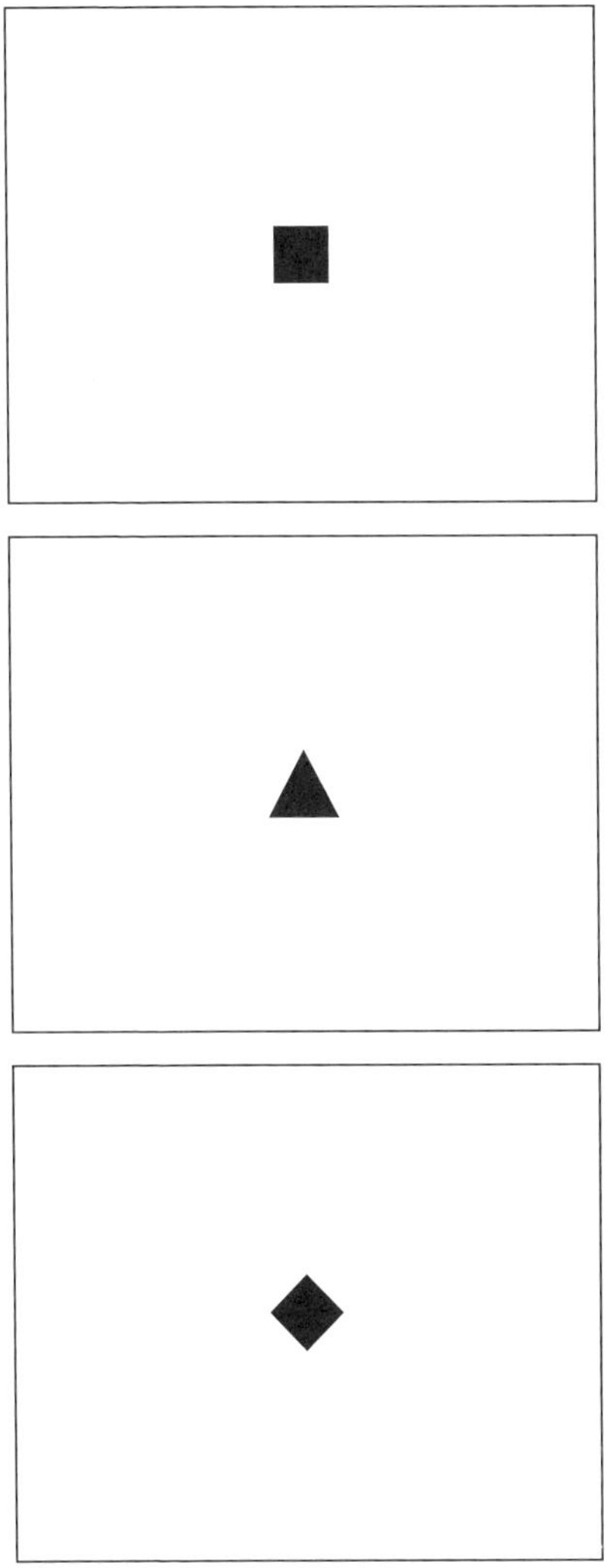

図2

ローソクの灯を注視するのもよい

次にローソクの灯を利用する一点注視法について述べます。この方法はインド系のヨーガの教師がよくつかうようですが、私は沖正弘先生に学びました。また、アメリカの天風の研究家で、作家のH.E.デイヴィさんがよくご存じのもので、私はいろいろ教えられました。

この方法も黒い丸い点を凝視するのとおなじことで、ローソクの灯をみつめたあと、その反転された映像を眼底にありありと認めるまで、何度もくりかえします。ただ、ローソクの灯は紙に描いた映像とはちがって、チラチラと動きますので、すきま風の入らない部屋でおこないます。

また、ローソクの灯を数メートル遠くへはなして、あまり眼に強烈な印象をうけないように工夫する必要があります。ただ、印象が強いだけに、紙に描いた図形よりも短い時間で、しかも容易に、その映像を眼底にありありと見ることができます。いわば速効効果があるといっていいでしょう。

ローソクの灯は、あまり長く見つめないように注意したほうがいいでしょう。この方法も眼に障害があるとか、眼の健康を害している方には、ぜったいに勧められません。また、ローソクの灯をみつめて、眼にチカチカするような不快感が起こったら、ただちに中止すべきです。そして、次章の「一音傾聴法」をやってみてください。

ローソクの灯ではなく、豆電球のようなもので代用することもできます。また、遠方にある電灯、蛍光灯も利用できます。眼を閉じて眼底に映った黒っぽい反転した映像をじっと消えるまで凝視すると、すぐれた集中が得られます。それから、反転した灯のイメージが消えたと思うと、またかすかに現れることがあります。そのときはふたたびそれを注視します。完全に消え去ったとき、なんともいえない静かな気持ちになれるはずです。これが無我無念とよばれる瞑想の状態です。

このローソクの灯の反転した眼底のイメージを凝視しつづける、ということについても、管見では、一冊の書もおぼえがありません。

かなりの坐禅や瞑想体験をもつ人でも、完全な瞑想状態を長くたもつことはむつかしいようです。なんらかの思いや考えがしばらくするとフッと浮んでくるものです。ただ、瞑想が上手になると、あの無我無念の気持ちに意識をもどせるようになります。一回坐って二十分もしくは三十分のあいだに、合計して何分かでも無我無念の気持ちを味わえば、それで大きな効果があります。坐っているあいだずっと完全に心を空にできるような人はいないと思います。

くりかえしますが、瞑想で大事なのは、時間の長さよりも静かな気持ちの深さ、さです。

黒い丸い点やローソクの灯で瞑想に入るコツがつかめたら、どんな対象物をえらんでも、凝視すれば集中が得られるようになります。ただ、できるだけ色やかたちの単純なものを選ぶほうが、集中はしやすくなります。

第五章

瞑想の方法（二）——一音傾聴法

天風の言葉

（瞑想とは）宇宙本体の偉大なエネルギーのなかに、
自分のいのちをひょいとつけることだ

流れるような連続音を聞く

この章では、一つの音に耳をかたむけることによって集中をはかり、瞑想に入る方法を話します。これは、天風がヨーガで学んで日本につたえた、きわめて画期的で貴重な瞑想の方法です。容易に実行できて、効果が抜群です。前章の一点注視法もいいのですが、私は一音傾聴法をもっとも皆さんにお勧めしたいのです。

なぜなら、一点注視法では、眼をつむったままで瞑想をしますが、一音傾聴法では、いわゆる「半眼」の状態でつづけられるからです。半眼とは、視線を約一メートルさきにおとし、視界が半分になっている状態、と天風は説明しています。半眼というと、「うす眼」、つまり「うすく眼をあける」と思う人もいるかもしれませんが、すこし違います。

初心者のうちは瞑目してもいいのですが、上級のレベルになると、「半眼」のほうがのぞましいのです。なぜなら、瞑目すると眠気をもよおしやすいからです。半眼では眠くならないし、感覚的にめざめた状態になりやすいからです。瞑想とは感覚的にめざめた状態です。

さて、どんな音を聞くと集中しやすいでしょうか？

前の一点注視法と同様に、やはり複雑な音よりも、単純な音がいいのです。それでは単純な音とはどんな音でしょう？　まず一定の音程で続く音は単純な音でしょう。複雑にはげしく音程が変化し、転調などのある、たとえばクラシック音楽などは、集中はある程度できますが、聴いていると、いろいろな感情や情緒がうずまきますね。多念という状態になります。一念にはならないのです。

インドのマンガーという村に住むジョーティル・マヤ・ナンダというヨーガの先生は、

「流れるような連続音」

という、集中のための音の条件を示唆しています。『ヨーガ・スートラ』にもおなじような表現があります。

天風はブザーの音や鈴《りん》の音を聞くことを勧めました。これらの音はまさに「流れるような連続音」ですね。

インターネット上で、インド系のヨーガの教師たちが、この音の集中方法について英語で情報をつたえていますが、一般の読者にはさっぱりわからない説明か、もしくは説明がありません。ヨーガではこの一音傾聴法を「ナーダ・ヨーガ」と分類しています。この「ナーダ」というのが「流れるような連続する音」の意味です。「ナーダ・ヨーガ」の「ヨーガ」はこの場合、ヨーガの種類や流派ではなくて、「瞑想」という意味です。

「ヨーガ」とは広い意味では、「瞑想をふくめた修行の全体系」を意味するのですが、瞑想がそのなかで最後の段階にくる重要なものなので、狭義の「ヨーガ」は「瞑想」だけを意味します。

インド系のヨーガの教師の説明がつねに具体性に欠け、抽象的でわかりにくいのは、やはり伝統的に、重要なことは師弟のあいだの以心伝心によってつたえる、ということがあるのではないか、と思います。瞑想は秘法であり密法なんですね。天風もこの一音傾聴法のことを「安定打坐密法」と呼んでいました。

しかしのちに、あまり神秘めかさないように、「安定打坐法」とか、ただ単に「安定打坐」とよぶようになりました。

ブザーの音と鈴《りん》の音

ブザーの音を一音傾聴法で利用するには、自動的に音がきれる装置をつくるか、テープやCDにブザー音を録音しなければなりません。ブザー音は三十秒から五十秒くらいにします。そして、音と音の間隔を、一分から三分くらいにしておきます。上達するにつれて間隔は長くします。

ブザー音のかわりに、電気シェーバーの「ブー」という音を利用して録音してもいいし、バイオリンやフルートなどの楽器で同一音程の連続音をつくって録音してもいいでしょう。

いきなり瞑想をしようとしてもできません。集中さえすれば、そのあと、瞑想は自ずからやってくるのです。この大事なことが、長いあいだ知られていませんでした。どんなにムダな努力と時間が瞑想につかわれたことでしょう。雑念を消そう、なにも考えまい、と努力すれば、それはもう集中でも瞑想でもありません。皮肉なことに、考えまいと努力すると、「考えない」ということについて、考えてしまうのです。

私は、ブザー音よりももっと手っとり早く、いつでも音を聞くことのできる、鈴《りん》*の音をいちばん勧めます。鈴というのは、仏具屋さん(仏壇屋さん)でいつでも手にはいります。すでに家の仏壇に鈴を備えている人もいるでしょう。人によっては、「りん」といわずに「かね」という人もいます。

鈴の音に集中するために

鈴《りん》をならして、じっとその音を聞きます。鈴の音と自分が一つになるくらいに気を込めて聞きます。このときにすばらしい集中が得られます。ほかのことはなにも考えない状態、ただ一念、音に集中していますから、「無我一念」の境地といいます。

鈴の音はしだいに小さくなり、ついにはかすかになり、消えてしまいます。そのとき「一念」が消えて「無念」となり、無我無念の境地にいたるのです。心が空《くう》になり、なんともいえないシーンとした静けさを感じます。これこそがほんとうの瞑想の状態です。ほんの二、三秒の間です。この静けさをとらえられるかどうか、が問題です。

シーンとした静かな気持ちになれても、いつの間にか、なにかの想念が浮んでくるものです。それを恐れてはなりません。長い長いあいだ、なにも考えてはいけない、という固定的な考えはもつべきではありません。人間の頭というものは、たえず考えようとする傾向をもっています。それが脳の仕事なんですから。浮かんでくる雑念は相手にしないとつぎつぎと消えていき、また浮かんでくるものです。

雑念が浮かんだとき、もう一度鈴の音をならして聞きます。すると、雑念が消えていきます。これをくりかえしおこなうと、集中から瞑想へという行《ぎょう》を立派におこなったことになります。かならず毎日一定の時間、十分、二十分、三十分でもいいですから、実行することです。生活の行事のなかに瞑想の時間を組みこまなければできません。

朝起きてめざめの床《とこ》の上とか、顔を洗ったあととかに、かならず十五分やるというふうに決心するといいでしょう。朝起きていわゆるめざめの悪い人は、コーヒーを一杯飲んでから二十分やると決めるといいでしょう。もちろん、寝る前もいいでしょう。昼間でもいいのですが、夜寝る前がいちばんいいと思います。なぜなら、実在意識がぼんやりと消えかかり、無意識が活発に動いて暗示を受け入れやすい時間帯だからです。ただ、お酒を飲んで酔いのあるときは避けたほうがいいでしょう。酔っているときは瞑想してもその意識が身につかないからです。

はじめは鈴の音をなんどでもくりかえし聞いて、集中するのがいいと思います。しだいに鈴の音を聞かなくても瞑想に入れるようになります。

かなり長いあいだ瞑想を実践した人でも、無我無念のつづく時間はそんなに長いものではないようです。私の尊敬する先輩が、一回の無我無念が完全につづくのはせいぜい七秒だね、という話をしたことがあります。しかし、鈴を鳴らして雑念を消し……というのをくりかえし、合計すればかなりのあいだ瞑想を実践したことになります。

たまに気がむいたときに瞑想をやるようでは、あまり効果は期待できません。日曜日だけやるなどというのは、あまりお勧めできません。

音のない世界が宇宙の実相

私が瞑想を五十年以上もつづけてこられたのは、中村天風という悟りをひらいた先生のモデルがあったからこそです。玉城康四郎さんは、お釈迦さんやヨーガの聖者の話を思いだすことによって、坐禅を持続できた、と言っておられます。そういうモデルとなる人をみつけて、自分の励みにすべきです。

瞑想のききめをほんとうに実感するには、人によりますが、相当な年月を要します。そのときには、しみじみと瞑想のありがたさが身にしみるものです。短期間で効能を期待しないでください。

鈴を買いもとめるにあたって、最初はどんな鈴でも役にたつと思いますが、買うときにその鈴が、何秒くらい音がつづくか、計ってみるのがいいと思います。二十秒以上つづかなければ、お勧めできません。「さはり」という良質の合金でつくられた鈴は六十秒、あるいはそれ以上、音がつづくものです。音が長くつづく鈴のほうがよいと思います。

ブザー音と鈴の音はどうちがうのか、という質問をよく受けます。大きな違いはありませんが、初心者にはブザー音のほうがコツをつかみやすいと思います。なぜなら、ブザー音がポンと突然切れたとき、静寂感がハッキリ感じられるからです。ひとたびその静寂感が会得できたら、鈴の音でも、同じかそれ以上に、深い静けさを感じられるものです。

ただ、便利なのはブザーより鈴です。いつでもどこでもすぐにつかえるからです。鈴は、音を聞きたいときに、いつでも鳴らせます。

鈴の音に意識を集中する方法について、中村天風はつぎのように説明をしています。

「鈴の音がだんだん余韻余情をのこしながら消えていくとき、そこに無声の境地が味わえる。人生のどんな場合でも、刹那的にこの無念無想の境地に入れる人間になることが望ましい」（『盛大な人生』）

右の「無声の境地」というのが、私がさきに述べた「心が空になった状態」です。また「無念無想」とは「無我無念」とおなじです。

天風は「人生のどんな場合でも」と言っていますね。瞑想を毎日実行すれば、いざ本番というときに、パッと瞑想の気持ちが湧いてきて、よい思いつきがでたり、ポジティブな考えが出たりして、難事に適切な対応ができるようになってきます。

瞑想のときに感じる、深い静けさのあるところ、音のない世界――これが宇宙の実相、ほんとうの姿です。すべての音は仮の世界の現象にすぎません。そして音なき世界に宇宙の実在である宇宙霊のエネルギーが充満しているのです。

瞑想とは宇宙霊のエネルギーにひたることです。

右に引用した天風の言葉はわずか数行ですが、この瞑想法は、人類の瞑想の歴史のなかで画期的です。この方法があまりにやさしいからといって、その真価を見誤らないでほしいと念願します。この瞑想法によって、インスピレーションやよいアイディアをうみだして、事業に成功したり、すぐれた学問的な業績をつくったりした人たちを、私はたくさん見ています。あるいはそういうことがなくても、平凡でもみちたりた幸せな人生を歩んだ多くの先輩を知っています。

瞑想は生命力を生みだす

最近の脳科学は、仏教の信者が「南無阿弥陀仏」とか「南無妙法蓮華経」といった言葉をくりかえし唱えると、脳波がゆるやかな徐波になることを発見しました。これはお題目や称名《しようみよう》で、精神的な安定が得られるということを意味します。このことは、仏教やキリスト教、イスラムのお祈りなどの宗教的行為に対してあたらしい価値認識をあたえることになります。さらにどんな言葉でもくりかえすと、精神的な安定をもたらすとまで言われるようになりました（『瞑想健康法入門』）。

しかし、これらの宗教的行為は、無我一念の境地にまで人を導くとしても、無我無念の境地まで到達させることができるかどうかは疑問だと、私は思います。なぜなら、そのくりかえす言葉の持つ一念はつづくからです。また、当然ながら、鈴の音やブザー音を聞いているとき、脳波はやはり徐波になります。要するに、集中しているときは徐波になるのです。

ところで、鈴やブザーの音のかわりに、時計の音を聞くとか、鳥の声を聞くという人がいます。それなりの集中が得られるかもしれませんが、それらの音は「流れるような連続音」ではありませんから、一音傾聴法の条件からはずれてしまいます。つまり、時計の音や鳥の声はあまり効果がないということです。

ブザーの音や鈴の音で、すでにすぐれた瞑想をものにしている人は、ちょっとした周囲の音に一瞬耳をすませるだけで、瞑想状態に入ることができます。天風はあれだけ大悟徹底した人でしたが、全国を講演してまわっているとき、ときどき心や体の不調を感じるときがありました。それはたとえば、耳鳴りのようなもので、日露戦争に従軍したときに高い城壁からとびおりて人事不省になったことの後遺症だということです。

そんな耳鳴りを感じたりしたとき、天風はラジオをつけさせ、柱にもたれてしばらくその音に同化して、心の転換をはかりました。しばらくすると、耳鳴りが消え、力を回復したそうです。この話は私が直接天風から聞いたものです。

そもそも人間の生命力はどこからやってくるのでしょうか。

多くの人は「そりゃ、食べ物の栄養からだろう」と答えると思います。さらによく考える人は、日光や空気からも生命力をえていると言うでしょう。それは正しいのですが、それだけでしょうか。

心の中からも力が湧いてくるのではないでしょうか。心に気力のないとき力が出てきません。うれしいことがあったりして心が高揚しているときには、力が湧いてきます。じつは、心の奥に大きな生命力が潜在しているのです。それが無限の潜在する生命力だと、天風は教えています。この無限の生命力を心の奥から汲みだすのが瞑想です。天風の書いた『誦句集』のなかに、つぎのような一節があります。

「人の心の奥には潜在勢力というおどろくべき絶大なる無限の力が、その潜在意識の中に待ち構えているがゆえに、いかなる場合においても、心を虚に気を平らかにして、一意専心、この力の躍動を促進せざるべからず」（人間本質自覚の誦句）

この中の「心を虚に気を平らかにして」というのは、つまり瞑想のときの心の状態をさしているのです。

＊鈴を買うときに役立つミニ知識

鈴には、
しんちゅう鈴（真鍮鈴）
けいそ鈴（珪素鈴）
さはり鈴（砂張鈴）
の三種類があります。しんちゅう鈴がいちばん安価で、けいそ鈴がすこし高価になり、さはり鈴がいちばん高価なものです。

値段の高いものほど、概して音が長くつづきます。集中のためには、長い音がするほどいいのですが、はじめは短いものでも役に立ちます。もっとも二十秒以上つづかないものは、おすすめできません。しんちゅう鈴は音が二十秒くらいしか持続しませんが、さはり鈴などは余韻が六十秒をこすものもあります。長く音がつづくほうが、心の集中が深くなり、したがって深い

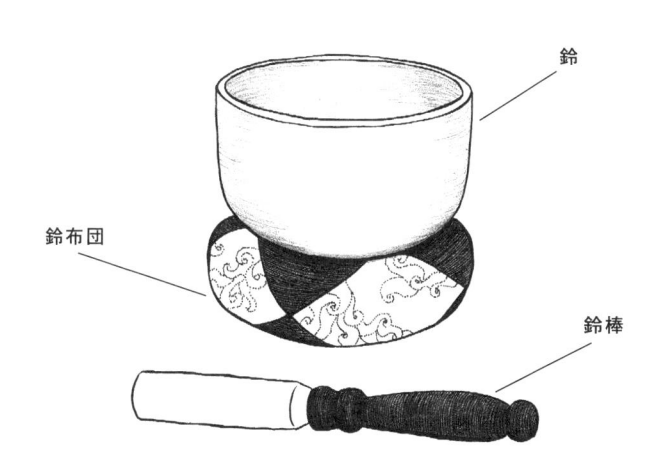

瞑想につながります。

鈴の音質も、値のはるものほどよい傾向はありますが、音質は人の好みもありますので一概にいえません。自分で聞いてみて自分の好きな音質の鈴を選ぶのがよいでしょう。

「さはり」はスズと青銅の合金で、正倉院の御物のなかにも含まれているほど歴史の古いもので、その合金技術は奈良時代のころから伝承されてきました。スズと青銅の熔解するときの温度がちがうので、「さはり」の製造はきわめて高度の技術を必要とします。京都にのみ、その伝統をつぐ鈴を鋳造する工房があります。スズは本来ヒビの入りやすい性質をもっていますので、ヒビが入らないような合金をつくるためには、卓越した職人のわざが必要です。私の愛用する「さはり鈴」は、京都の工房で作られたもので、「極楽堂」というしにせで買いました。切れ味のよい音がし、重みのある低音の余韻にうねりがあり、六十秒以上つづきます。

鈴には大小がありますが、大きい鈴ほど重みのある低音の余韻が長く響きます。鈴とよばれるものはふつう十五センチくらいまでです。それより少し大きなものに「大徳寺鈴」とよばれる銅製のものがあり、評判の高いものです。さらに大きな鈴をお寺の方丈などで見かけますが、その鈴は、正しくは馨子（けいす）といいます。ゴーンという低い音が長くつづきます。ちなみに「けいす」といえば、石でつくられたものがあり、「磬子」という漢字をあてます。

鈴によっては漆で焼きつけてあるものがあり、茶色が基本的な色ですが、専門家は「煮色（にいろ）」とよんでいます。とても美しいものです。茶色のうえにさらに漆を何度も重ねて焼きつけると、黒色になります。この黒色の鈴も重みがあって美しいものです。

きわめて高価な鈴に、金や銀をさはりと合金したものがありますが、当面の「心の集中」のためには、とくに良いということはありません。ただ、金や銀の鈴はさすがに、ほかの鈴にはないような、澄んだきれいな音が出ます。

鈴をならす木製の棒を「鈴棒（りんぼう）」といいますが、これは絶対に必要です。硬質の黒檀を材料にしたものがよく、大きな音を響かせてくれるので、お勧めできます。棒が鈴に当たる部分を金襴で巻いたものや、鹿皮で巻いたものがありますが、これらは音を柔らかく聞きやすくするので、よいと思います。なにも巻いてない木製の鈴棒は、鈴をたたいたとき「カチン」という硬い音がして、あまり感じのいいものではありません。

鈴をのせる布団は「鈴布団（りんふとん）」とよばれますが、これも必要です。「鈴布団」の一種で「花ぶとん」とよばれる、花びらのような飾りのついたものは、お勧めできません。これは鈴の下部を包みこんでいるので、余韻の音を消してしまう傾向があるからです。

第六章

瞑想の姿勢

天風の言葉

音のない、シーンとした静かな世界が、宇宙の真実相で、
そこには宇宙本体のエネルギーが遍満存在している

瞑想の姿勢はむつかしくない

前にあまり姿勢にこだわらないほうがいい、と申しましたが、瞑想の無我無念の気持ちがわかった、と思う段階になれば、やはり正しい姿勢をもとめるのがいいでしょう。とくに前かがみや、猫背の姿勢はよくありません。背筋をまっすぐに垂直にすることがまず肝要です。

この章では、望ましい手の組み方、足の組み方を説明します。

その前に、私が天風から直接教わった、姿勢についての話をします。一九六四年頃、場所は京都の黒谷、金戒光明寺《こんかいこうみょうじ》の大方丈の有名な虎の間でした。そこには虎の絵を描いた襖があるのです。十月の特別な講話の会が三日ほどあったときの、ある日の夕方のことです。その日のことはまるで、映画の印象的な一コマのように鮮明におぼえているのです。

先生のアシスタントをしていた男女が十名ばかり集まって、雑談でもしていたと思います。私の少し年上の先輩が、その集まりの前に、先生にこう言ったと、あとから聞きました。

「先生から安定打坐(=瞑想)の指導を何度も受けました。ブザーや鈴の音から安定打坐に入ることについてはくわしく教えていただきましたが、姿勢についてはあまり教えられたことがないような気がします。禅やヨーガの本にはくわしく書いてあるのですが……私たちアシスタントのために特別に、先生の考えられる、もっとも正しい姿勢を教えていただけないでしょうか」

先輩がそう先生に言ったとは、そのときは知りませんでしたから、アシスタントの集まりに先生が突然姿を現わされたのに、私はすこしびっくりしていたと思います。先生はいつものように、にっこり頰笑《ほほえ》まれて、こう言われました。

「それじゃ、安定打坐の姿勢について勉強しましょう」

そして、先生は畳の上の座布団に、半跏趺《はんかふざ》坐の姿勢で坐られました。半跏趺坐というのは、あとで述べますが、片足を別の脚のももの上にのせる姿勢です。

そして、

「これを達人坐ともいうんだよ」

と言われました。さらに、

「眼はね、一メートルほど先に落としてね、眼はあいたままでね。これを半眼というんだよ」

そして、手はいつものように、「阿弥陀《あみだ》の印《いん》」に組まれました。「阿弥陀の印」については、手の組み方のところで説明します。

先生はしばらくじっと坐られました。先生はそのとき八十八歳くらいだったと思いますが、背筋は垂直にまっすぐで、老いを感じさせない元気さでした。ゆっくりとくつろいで、とても自然な感じで坐っていました。三十秒も坐られたでしょうか、先生はすっと立ち上がって、

「こんなところだね。姿勢はむつかしくないんだよ」

と言われ、奥の部屋に姿を消されました。

先生の姿勢についての考えは、右に述べたような簡単なものです。姿勢についてあまりこだわらないほうがいいということを、あのとき教えようとされたのだと、私は理解しています。

姿勢についてあまりこまかくきびしく指導すると、上級者ならいいのですが、初心者にはかえって害のある緊張を強いることとなり、瞑想に入りにくくする恐れがあると、私は思います。

足の組み方

足の組み方について言いますと、半跏趺坐（図1）、結跏趺坐《けっかふざ》（図2）がまずあげられます。これはヨーガや禅で伝統的に理想とされた組み方です。これらがむつかしいと感じる方は、正座（図3）でも、胡座《あぐら》（図4）でもよいのです。足に痛みやケガのある人は、畳やフロアーに坐るかわりに、椅子に腰かける（図5）こともよいと思います。さらに腰痛に苦しむ人や、病気の人は、仰臥《ぎょうが》（図6）でもいいのです。仰臥とは「あおむけに寝る」ことです。

天風は著書につぎのように書いています。

「勿論その体勢は静坐でも、椅子に腰かけても、又仰臥してでもよい」（『研心抄』

図1　半跏趺坐の足の組み方

これがいちばんお勧めです。姿勢が安定します。お尻の下に座布団を二つに折って敷くか、クッションを差し込むと、いっそう安定するでしょう。手は、阿弥陀の印、法界の印を組むか、両手を両ひざ（もしくはもも）の上に手の甲があたるようにして置くといいでしょう（P.143〜144、図7〜10参照）

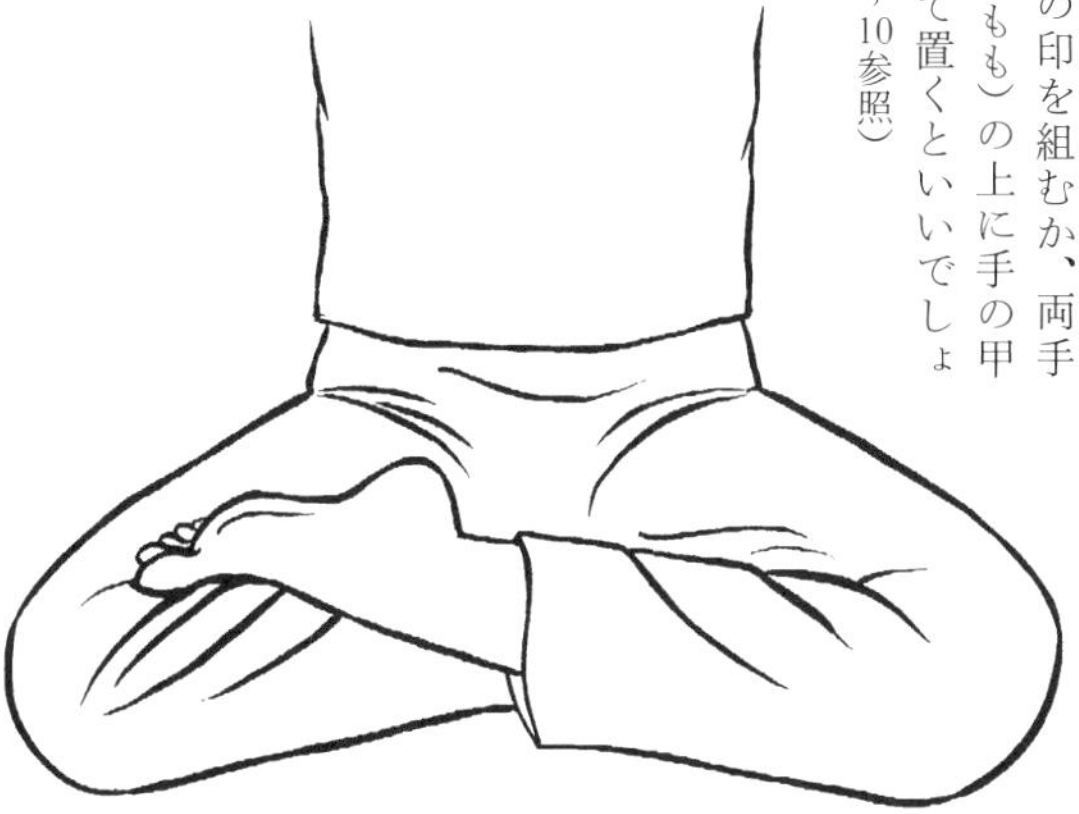

図2　結跏趺坐の足の組み方

これが、ヨーガでは古来もっとも理想とされる足の組み方ですが、からだの硬い人は避けたほうがいいでしょう。手の組み方は半跏趺坐に同じ

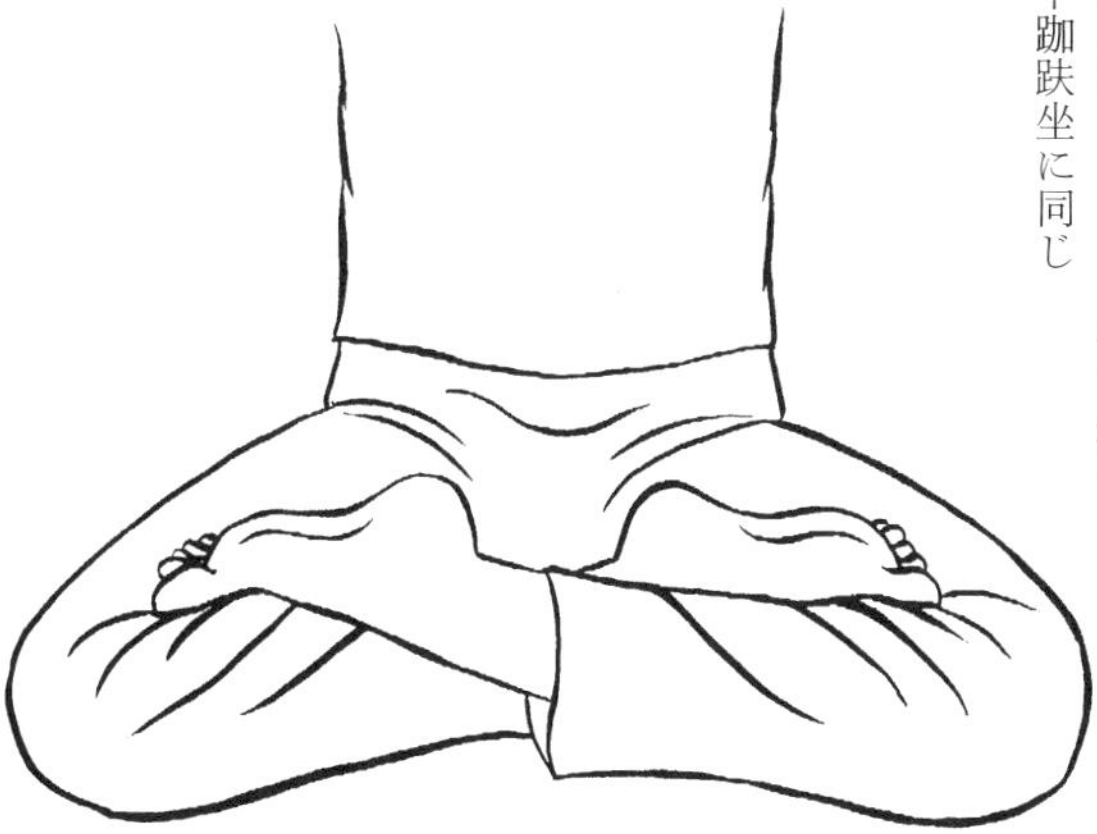

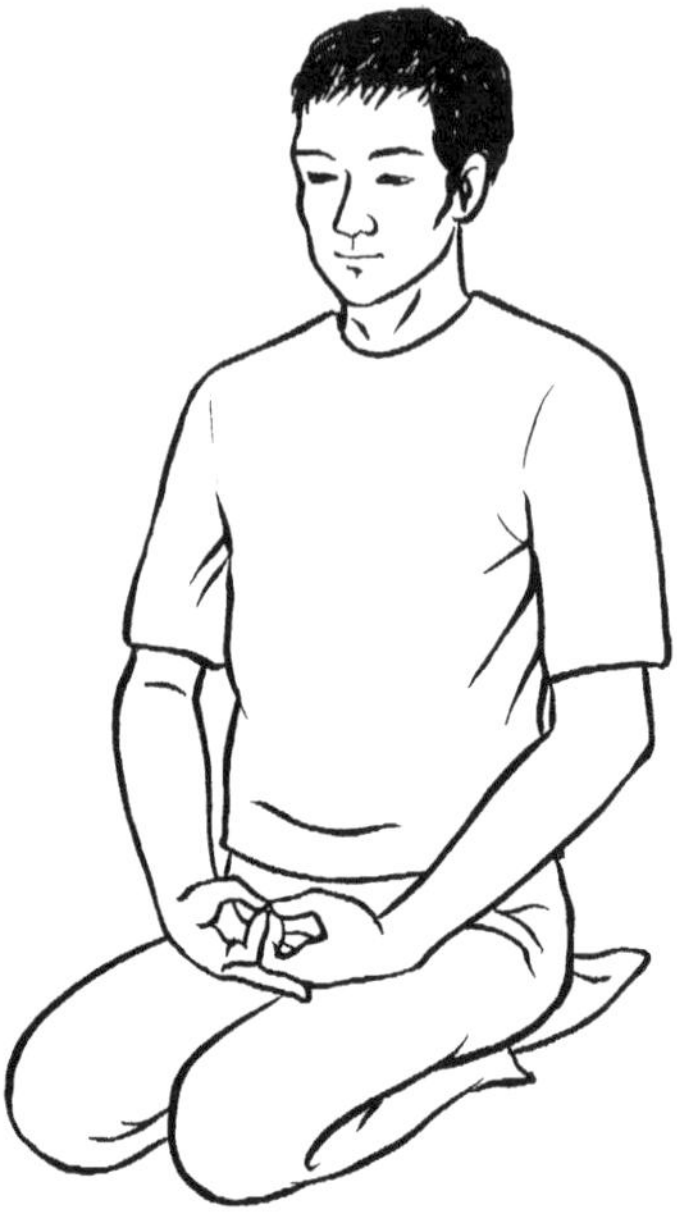

図3　正座の姿勢

正座が好きな人はこれでもかまいません。ただ、しびれがきやすいです。両ひざは両手のこぶしが入るくらいに開くといいでしょう。足の親指を重ねると長もちします。手の組み方は半跏趺坐に同じ

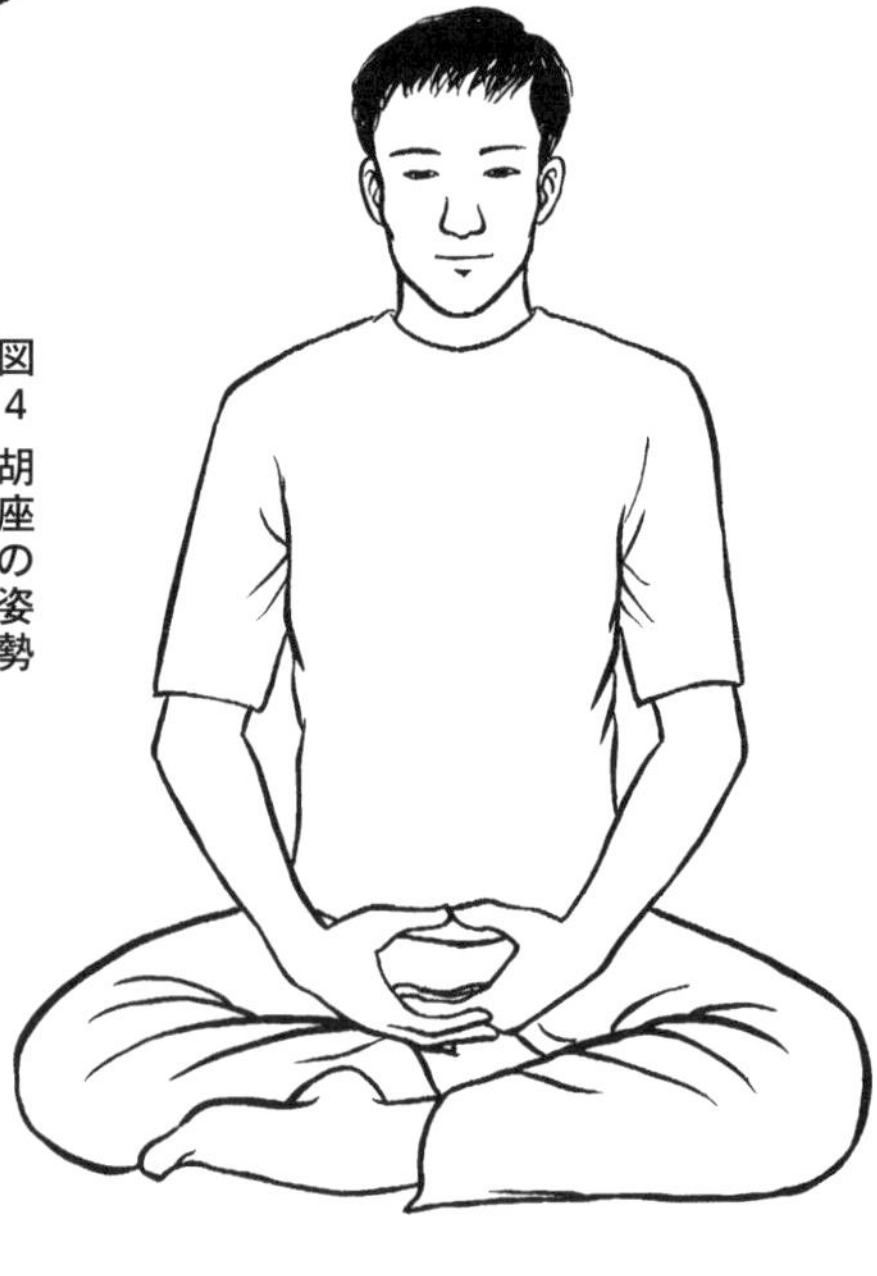

図4　胡座の姿勢

半跏趺坐も結跏趺坐もできない人は、これでもかまいません。ただ、あまり長く安定しないきらいがあります。手の組み方は半跏趺坐に同じ

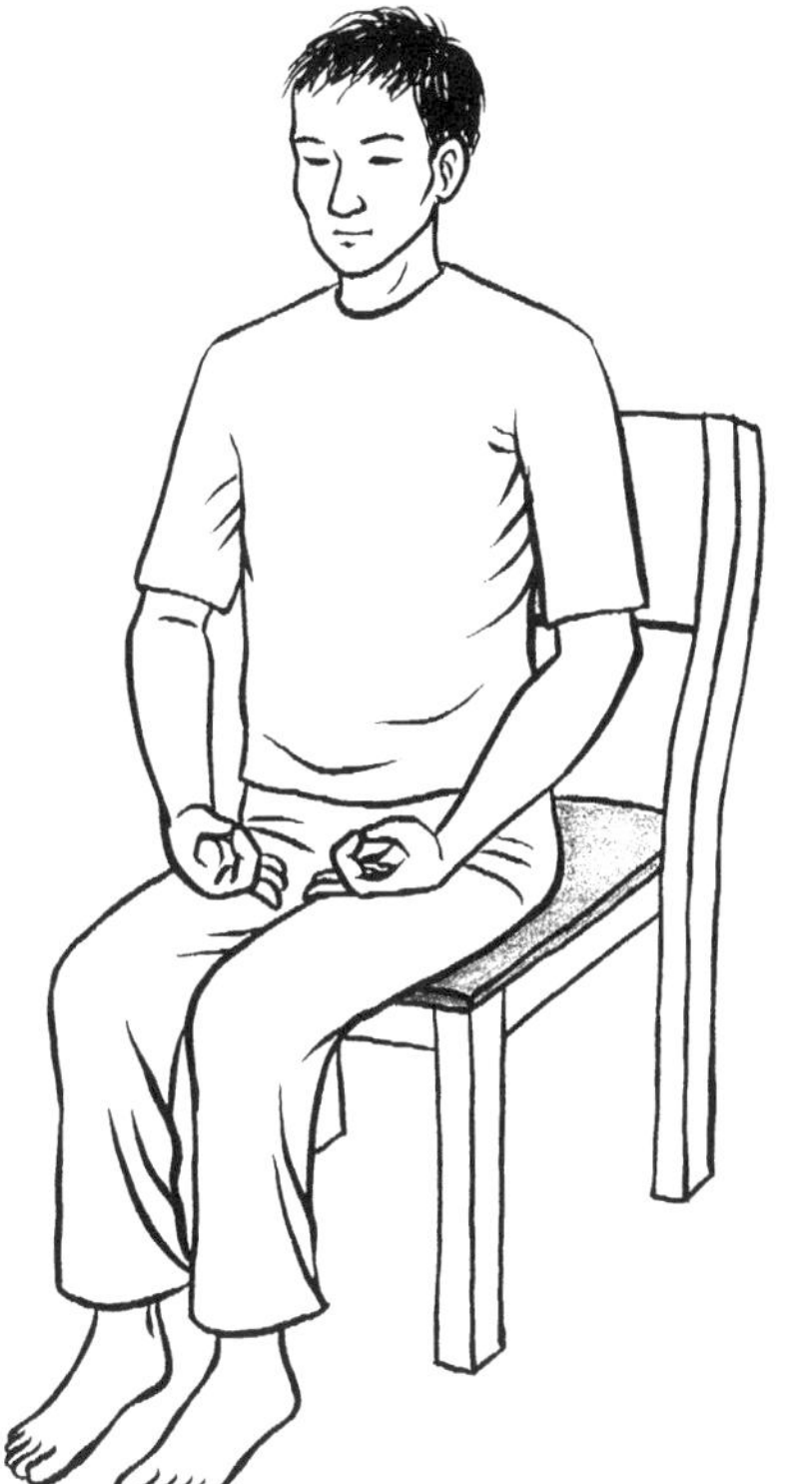

図5　椅子に腰かける姿勢
足に痛みがある人にお勧めします。肘掛けはついていてもいなくてもいいでしょう。手の組み方は半跏趺坐に同じ

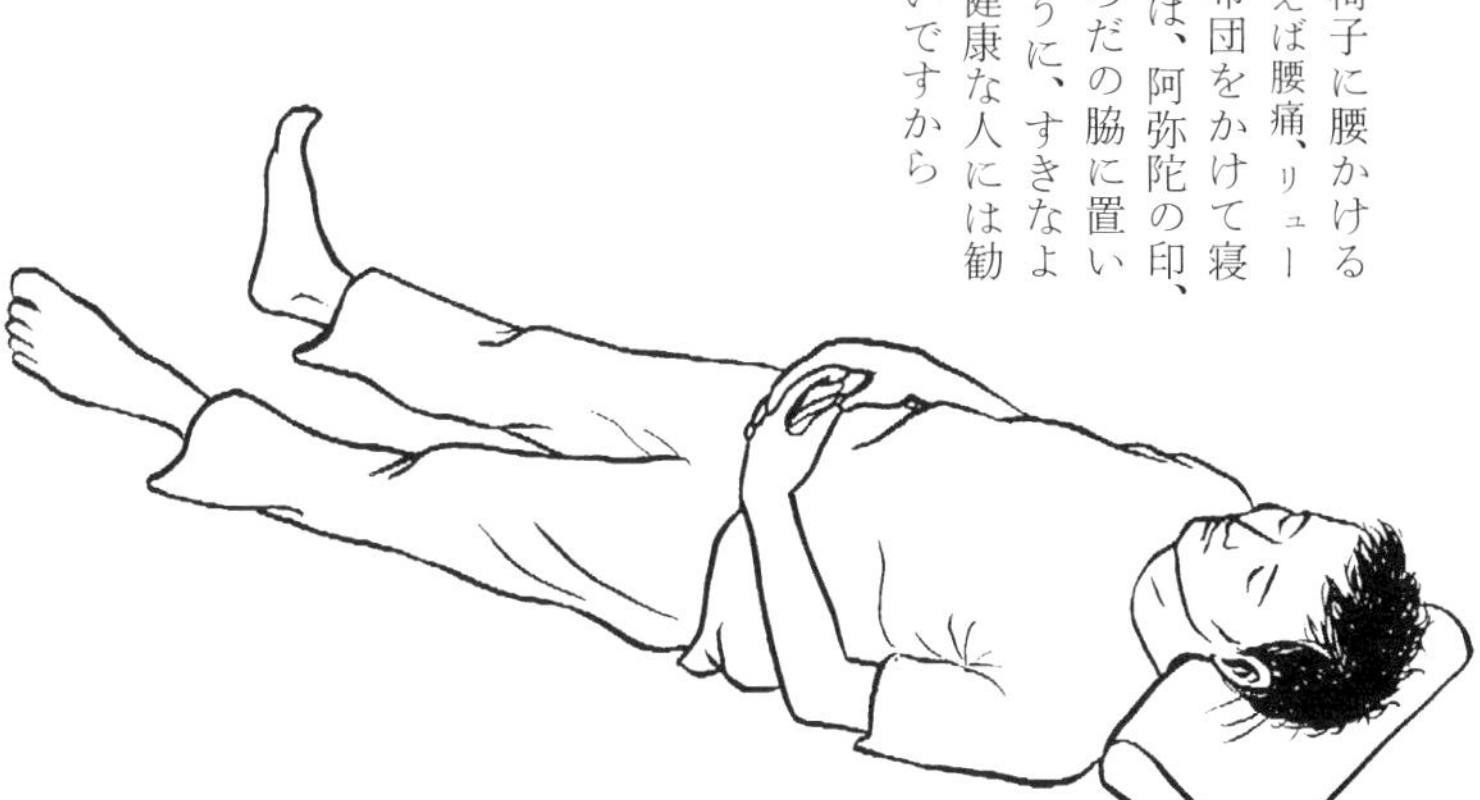

図6　仰臥の姿勢
「あおむけに寝る」姿勢です。椅子に腰かけるのもつらい、病のある人（たとえば腰痛、リューマチ）に勧めます。寒いときは布団をかけて寝てもいいでしょう。手の組み方は、阿弥陀の印、法界の印、あるいは、両手をからだの脇に置いてもいいです。手は楽になるように、すきなようにしてかまいません。ただ、健康な人には勧めません、眠気をもよおしやすいですから

天風会、一九四八)

これは鎮心行について書かれた一文ですが、鎮心行とは瞑想にほかなりません。

あまり楽な姿勢をとろうとすると、かえって不安定な姿勢となり、長続きしません。結跏趺坐は、とくに体のかたい人にはむつかしいのでお勧めできませんが、私の経験ではいちばん身体を安定させます。はじめはすこし痛いかもしれませんが、やがて痛みは消え、姿勢が長続きするのです。若い人には勧めます。

短い瞑想でも、姿勢を一定に保つことは望ましいことで、上級者はせめて十分くらいは微動だにしないぞ、くらいの気持ちで瞑想をおこなうべきです。瞑想の途中で姿勢をあれこれ変えることはよくありません。ただし、痛みのあるときは、我慢をすると瞑想ができなくなります。

胡座は楽ですが、安定しにくいです。正座はしびれがきやすいです。結局、半跏趺坐(=達人坐)がいちばん勧められます。

どの坐法をとる場合でも、座布団を使用するのがいいでしょう。とくに半跏趺坐、結跏趺坐、胡座の場合、座布団を二つに折ってお尻の下にさしこむと、姿勢が安定します。クッションをつかってもできます。お尻の部位がすこし高くなることによって、両ひざとの三点が畳との接点になり、安定するのです。

坐禅は姿勢がすべてで、形から内容《なかみ》に入るのだ、という人もありますが、無我無念の心の状態がまず大切なのです。心は姿勢から決定的な影響を受けるほど不自由なものではありません。人の心はとても自由なものです。体に故障があって不自由な人でも、心は自由にコントロールできるのです。

たぶん多くの人は、身体をコントロールするのは簡単だが、心は自由にならないものだ、と考えているかもしれません。それは逆なのです。瞑想を長年やると、心はコントロールできるが、身体のほうが有限で、身体の自由には限界のあるものだ、と考えるようになるものです。

とはいえ、だらしのない姿勢は、やはりだらしない気分を人にあたえます。よりよい姿勢をとるのにこしたことはありません。

手の組み方

手の組み方には、おもなものが三つあります。
一、阿弥陀《あみだ》の印（図7）
二、法界《ほっかい》の印（図8）
三、手を膝の上にのせる（図9・10）
最後のものは、手を組まないものです。両手をひざにのせるか、ももにのせてもいいのです。ただ親指とひとさし指で丸い印をつくり、手の甲が、ひざもしくはももの上にあたるようにします。

右の三つのうち、いずれをえらんでもいいと思います。ただ、阿弥陀の印や法界の印は、ひきしまった気分をもたらしますね。両手をひざの上にのせるのは禅でいう「放下《ほうげ》」、くつろいだ気分をもたらします。「放下」というのは、すべての雑念や欲念を捨ててくつろぐ、といったような意味です。

図7　阿弥陀の印

両手の中指、くすり指、小指をたがいに組み合わせ、親指と人さし指で輪（円形）をつくり、図のように両手を組みます。印のことを、印相、印契ともよびます

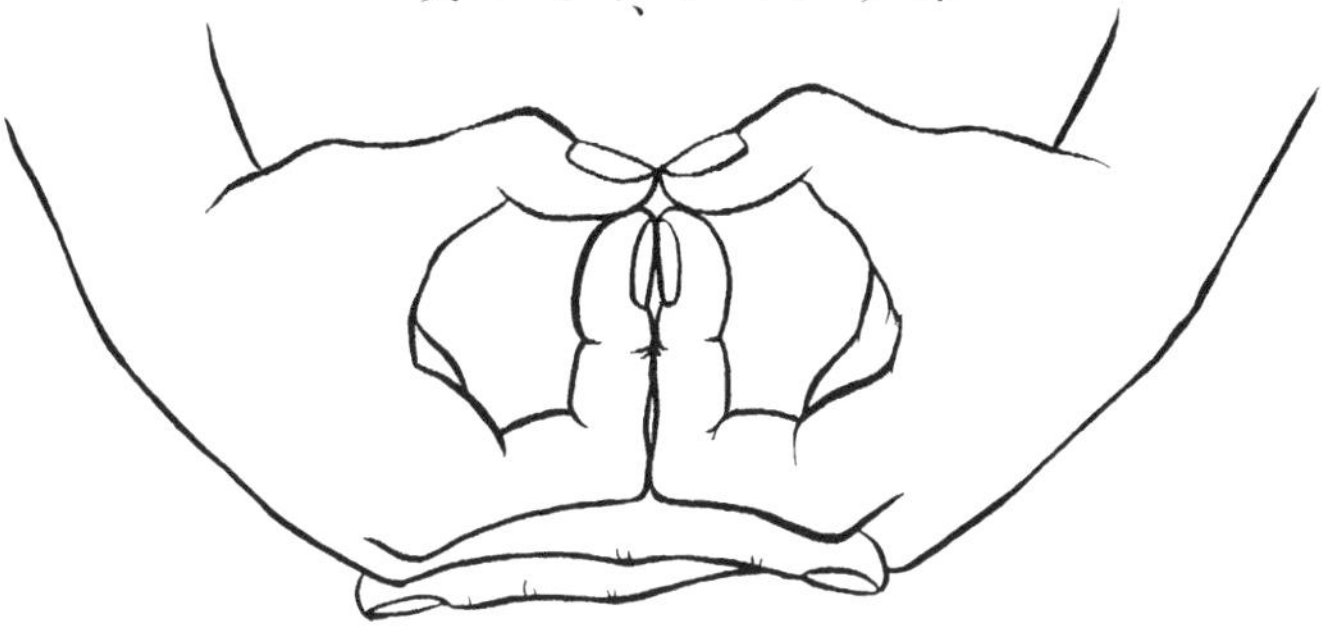

図8　法界の印

「ほっかい」または「ほうかい」とも発音します。両手の指を交互に組み合わせ、両手の親指の先をくっつけます。坐禅でよくつかう手の組み方なので、坐禅印とか禅定印ともよびます。また法界定印、定印ともいいます

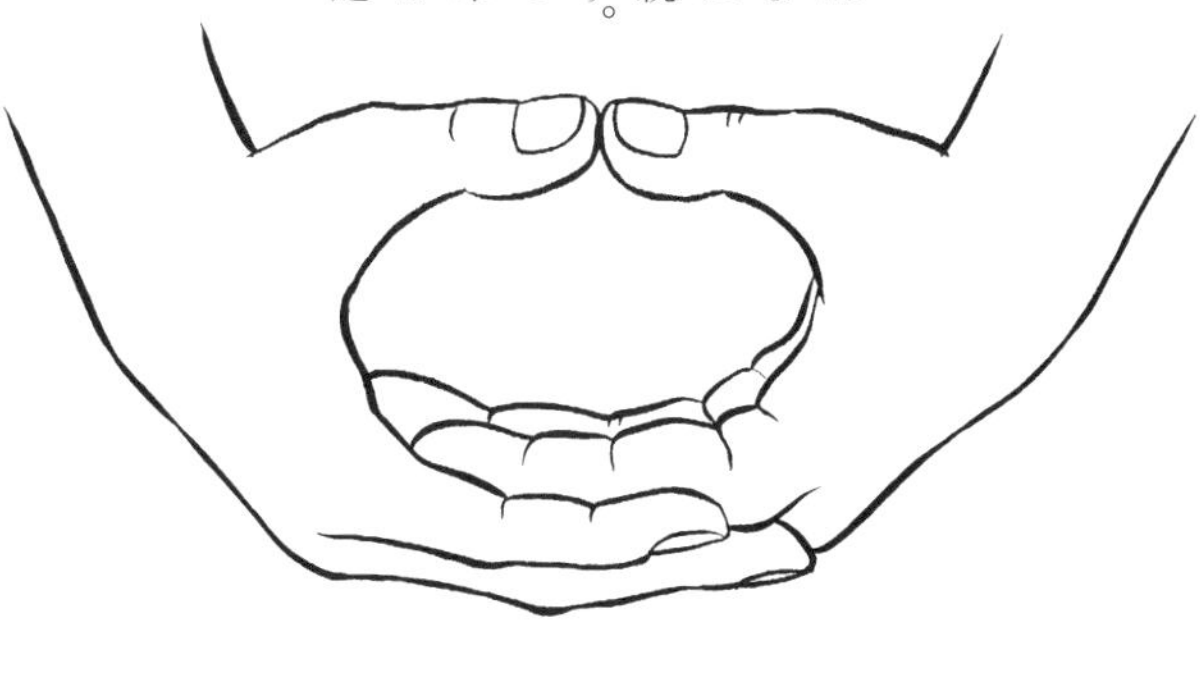

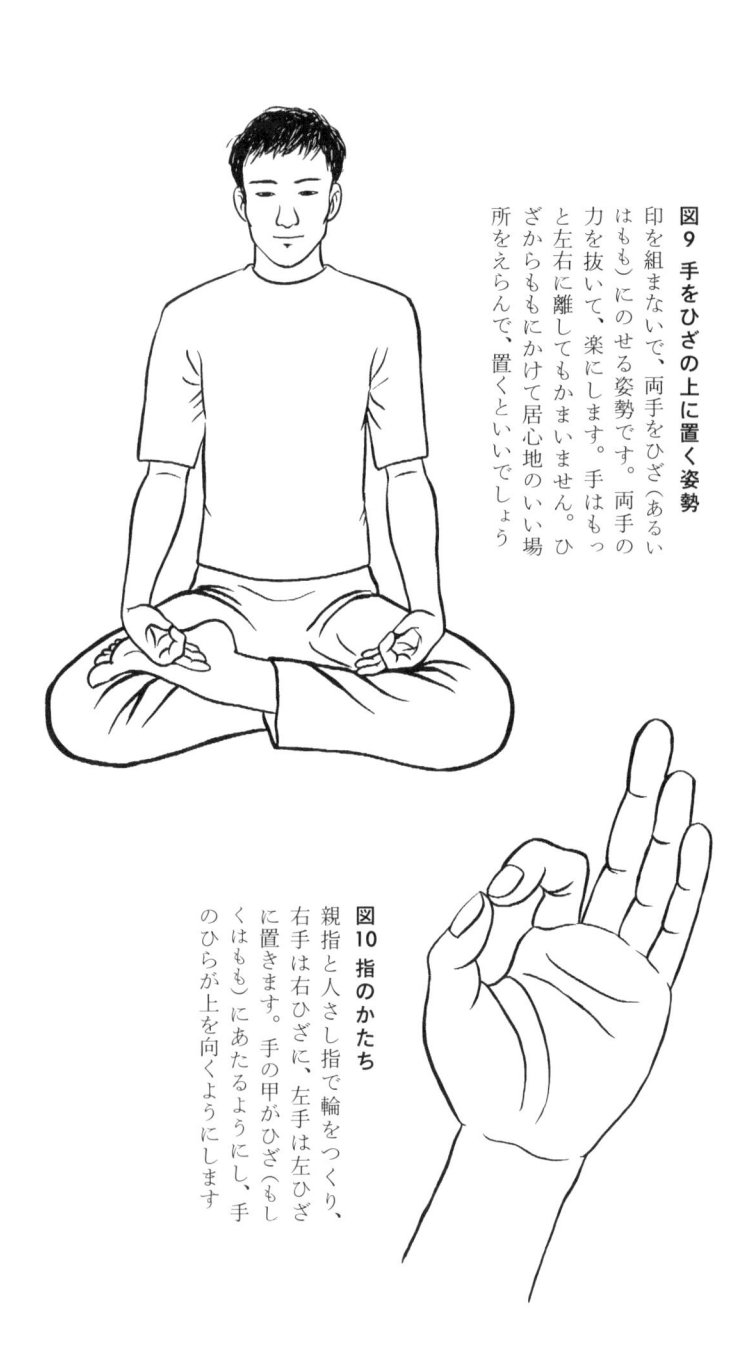

図9　手をひざの上に置く姿勢
印を組まないで、両手をひざ（あるいはもも）にのせる姿勢です。両手の力を抜いて、楽にします。手はもっと左右に離してもかまいません。ひざからももにかけて居心地のいい場所をえらんで、置くといいでしょう

図10　指のかたち
親指と人さし指で輪をつくり、右手は右ひざに、左手は左ひざに置きます。手の甲がひざ（もしくはもも）にあたるようにし、手のひらが上を向くようにします

瞑想のための下準備

禅でもヨーガでも、瞑想に入るまえの下準備として、

「調心」

「調息」

「調身」

　ということをいいます。

「調心」とは、瞑想に入るまえに、心をととのえ、清らかに、静かにしておく、くらいに考えてください。

「調息」は、呼吸をととのえることで、ヨーガにはいろいろ複雑な呼吸法がありますが、静かに深呼吸をするだけでもいいと思います。深呼吸のプラマヤナ法をやるともっといいでしょう（拙著『心を空にする』飛鳥新社、参照）。

「調身」は、からだの調子をととのえることですが、現代においては、日頃から、ストレッチ体操や柔軟体操、適度な散歩やジョギング、スポーツなどをするこ

とだと考えていいでしょう。「調身」として、瞑想の前に養動法を十分から二十分やるのも、とてもよいと思います（同前）。

無邪気な気持ちで瞑想をする

私のいう「瞑想の方法」は、一人で、自宅でおこなうことを前提にしています。しかし、自然の中で――たとえば、森の中、草はらの上、大樹の下など――坐って瞑想することも悪くはないと思います。天気のよい日などは、いい気分転換になりますね。ただ、人の心にはすばらしい想像する力があり、屋内にいても、自然や森の中に坐っている自分を想像できます。

「インドの山奥の滝つぼのそばで私が坐禅したように、自分で想像して、そういう気持ちになって瞑想するのもいいんだよ」

と、天風に勧められたことを思いだします。

静かな部屋、清潔な場所をえらんで瞑想するのは望ましいことですが、ひとたび無我無念の境地をつかんだ人なら、電車やバスの中、群衆の中にいても、瞑想はできるものです。通勤の電車やバスの中で瞑想することを天風にも勧められました。そのときは眼をつむってやるのがいいでしょう。

悩みごとがあったり、身辺にトラブルがあったり、大きな仕事上の難問に直面したり、きわめて多忙であったり――要するに心が平静をうしないがちなとき――そのときこそ「集中―瞑想」をやることを私はお勧めしたいのです。そのような心が波だっているときは、瞑想する気になりにくいものですが、そのときこそ、思い切って、「集中―瞑想」をおこなうと、その真価が感じられます。

悩みとかトラブルとか難問と感じていたことが、実はたいしたことではなく感じられてくるものです。私は一時大学の部局長会議の一員として、解決しがたい問題に直面したことがあります。そのときは、瞑想をするのが億劫に感じられましたが、思い切って瞑想をしているうちに不思議にも問題が解決していき、瞑想のありがたさをおぼえました。問題が瞑想で解決するというよりも、問題に対する感じ方がポジティブになり、問題が以前より軽く感じられるのです。

また、むつかしい論文を書いて頭を悩ましていたとき、朝夕に瞑想を実行し、思いがけずよいアイディアが浮かんだり、ちいさな発見があって、研究がはかどったものでした。瞑想の最中にフッといい着想が浮かぶこともありました。すぐに手もとの紙切れにその着想をメモしたものでした。しかし、瞑想をするときにアイディアの浮かぶことを期待してやるのは、よくありません。それが瞑想をさまたげる雑念となるからです。

瞑想に、なにか効用を期待しながらとりくむのも感心できないことです。天風はいつだったか、

「瞑想をやるときは、無邪気な気持ちでやるんだよ」

と言いました。私は、この言葉をよく思いだしては、励まされるのを感じます。

それから、食後すぐに瞑想をするのはあまりよくないと感じます。血液が胃のほうに集まっているため、集中しにくいのです。空腹のときのほうが集中しやすいです。またお酒の入っているときや、お風呂から上がったばかりのとき

も、体が火照って意識がぼんやりしているので、瞑想するのは避けたほうがいいでしょう。

第七章

瞑想と坐禅の違い

天風の言葉

行法に関する真理をよく知らないと、ことに理智階級の人は、自分の知的批判にさまたげられて、目的の彼岸に到達できない

瞑想はビッグ・ワード

瞑想と坐禅は、どうちがうのでしょうか。

かんたんに言うと、坐禅と瞑想はほぼ同じものです。ただ、坐禅はおもに禅宗でおこなう修行法ですが、瞑想はもっと広く世界の主要な宗教でおこなわれている、坐って心をしずめる方法をさします。瞑想は坐禅よりもビッグ・ワードです。坐禅は瞑想の一種ともいえます。

私はこの本で天風直伝の瞑想について書いています。それはヨーガのながれを汲むものですから、瞑想という言葉をつかったほうがふさわしいのです。坐禅と言ってしまうと禅宗を思わせることになり、適切ではありません。

もっとも天風はヨーガの瞑想によって悟りをひらいて、帰国してから禅宗も研究し、禅のなかにヨーガと共通するものを発見した、と言っています。そして、自分の瞑想法を「ヨーガ式坐禅」とも呼称しています。しかし、日本の禅にみだりに追従するものではない、とも言っているのです。

また天風は、禅の死生観、自我観、道徳観、修養観、処世観が天風の思想体系を総称する「心身統一法」と似ている点が少なくない、と考えたようです（『安定打坐考抄』）。

瞑想はキリスト教でも昔からおこなわれてきました。[*1] それは、想像力によってなにかを心に描きだし、念じて祈るような行為で、禅やヨーガの瞑想とはだいぶちがいます。

私はあるカトリックの神父さんから、キリスト教の瞑想の手ほどきを受けたことがありますが、それは静かに眼をつむって椅子に腰かけ、尊敬し信頼できる「導きの師」とでもいえる人を想像し、その人とのあいだで、自分の悩みや人生問題を対話する、というふうなものでした。キリスト教の瞑想にもいろいろあるようですが、ヨーガや禅のような無我無念の境地をもとめるものとは、まったくちがうといえます。

瞑想という言葉が日本語としてつかわれるようになったのは、比較的最近のことです。

ヨーガでは瞑想を「ディャーナ」といいます。

ヨーガのディャーナも禅宗の坐禅も、英語に訳すとき、ほとんどの学者が自動的に「メディテーション meditation」と訳します。そして、英語の「メディテーション」を日本語に訳すとき、自動的に「瞑想」と訳します。そこで奇妙なことが起こったのです。つまり、

坐禅やディャーナ＝メディテーション＝瞑想

という方程式ができあがってしまったのです。

英語以外のヨーロッパの言語と日本語とのあいだでも、おなじことが起こったのです。

瞑想がメディテーションの訳語に

現代の日本では、瞑想という言葉は、英語のメディテーションを意味し、「瞑」や「想」の漢字のもつ意味は消えてしまいました。つまり、瞑想には「瞑目して

思う」というような意味はもはやありません。ただ、人によっては、日常語の「ものを思う」という意味でつかう人がいるかもしれません。

瞑想がメディテーションの訳語として定着したのは、太平洋戦争が終わった頃、一九四五年以降のことです。したがって、瞑想がメディテーションを意味するのは、ここ半世紀の最近のことになります。

明治時代に、このような形で多くの訳語がつくられました。欧米語の多くの単語は、日本語にその概念がなかったため、漢字を組み合わせて訳語がつくられました。たとえば、哲学、科学、民主主義、宗教、議会、憲法……。

専門分野ではおびただしい数の造語が生まれました。明治以降に日本が欧米から輸入した新しい概念をあらわす言葉の多くがそうですね。これらの単語には本来の漢字の持つ意味は消滅しているのです。たとえば、哲学はフィロソフィーの翻訳語ですが、「哲」のもつ意味はありません。

この訳語を考えたのは西周《にしあまね》ですが、西周自身はフィロソフィーという言葉のなかに「哲」の意味合いを込めたかもしれませんが、それはすでに私たちの心の中からは消えてしまいました。ちなみにフィロソフィーはもともとギリシア語で、「知を愛する」という意味です。

情報もそうです。これはインフォメーションを森鷗外が訳したものです。情報の原義を考えるときに、その漢字の意味を考えてはなりません。インフォメーションの原義を考えなければなりません。瞑想もおなじことがいえます。

瞑想と冥想はおなじこと

メディテーションは、もとはキリスト教の「観照」「観想」「念禱」などを意味する言葉でした。メディテーションを「瞑想」と最初に翻訳した人はだれでしょう？　私の調べたかぎりでは、明治の哲学者、井上哲次郎ではないかと思います。彼の編纂した『哲学字彙』という辞書で、メディテーションに「冥想」という訳語をあてています。これが最初だと思われます。明治十四年、一八八一年のことです。

井上哲次郎は東京大学の初代の哲学科の教授です。その影響力は大きかったと思われます。井上の愛弟子に姉崎正治《あねさきまさはる》という学者がおり、姉崎は東京大学の宗教学の講座主任となり、「冥想」という言葉を普及させたものと思われます。「冥想」とならんで「瞑想」が登場してくるのは明治の末で、『大言海』にメディテーションの訳語として出てきます。そして、大正から昭和にかけて「冥想」より「瞑想」が広くつかわれるようになります。それは翻訳文化の興隆と関係があるでしょう。翻訳書が「瞑想」を普及させたといえます。多くの翻訳家がメディテーションの訳語に「瞑想」をえらびました。

「冥想」と「瞑想」は同意語です。古い中国の漢字辞典はそのように扱っていますし、昭和三十一年に出た『大言海』も同じ扱いをしています。ただ私たちは「瞑」が用いられた言葉には「瞑目」という単語があるので、「目をつむって」という感じをうけます。一方、「冥」には「冥土」「冥界」という単語がありますので、「死後の霊的な世界」を暗示するように感じられます。しかし、それはあくまで連想による感じにすぎません。それでも「感じ」というものには大きな影響力があります。そのためにメディテーションの訳語として「冥想」ではなく「瞑想」がつかわれるようになったと考えられるのです。玉城さんはとても厳密で博学な方なので、冥想という語をもっぱらつかわれるのです。[*2] しかし、元来「瞑」と「冥」の漢字には、意味的な違いはないのです。

太平洋戦争が終わってから、つまり一九四五年以降の英和辞典は、メディテーションの訳語に、もっぱら「瞑想」の語を選んでいます。こうして瞑想という言葉が日本に定着しました。とくに多くの翻訳書で瞑想をつかってきたことが普及に力をあたえました。

ヨーガのディヤーナが「禅」となった

ヨーガのディヤーナ（瞑想）が中国に最初に伝わったとき、中国人はその音を写して「禅那」と訳しましたが、のちに「禅」の一字に省略されるようになりました。禅という漢字には本来瞑想の意味などまったくないわけです。禅という漢字の本来の意味は「ゆずる」とか「祭り」です。
そこで四世紀の頃、ある僧侶が禅のかわりに冥想という言葉をつかいました。[*3]
これが冥想・瞑想のはじまりです。

注

＊1 キリスト教では、砂漠に一人住む隠修士による神への祈りが瞑想とよばれた。この伝統はさらにすすんで、東方教会のヘシカズムに発展し、一定の姿勢と調息のもとで「イエスの祈り」を不断にとなえ瞑想に入る修行がおこなわれるようになった。ヘシカズム（Hesychasm）は十四世紀ごろから、パラマスなどの修道士によって広められた神秘主義の思想である。ビザンチン帝国の末期、ギリシャのアトス山を中心に興った。ヨーガに似た肉体修行とイエスへの祈りの反復によって、心に平静をたもち、神との合一をめざす。ギリシャからブルガリアへ、さらにロシアへと広まった（『哲学・思想事典』を参照）。また、カトリックでは十六世紀ごろ、イグナティウス・デ・ロヨラ（スペイン出身のイエズス会の創始者）が、キリスト生誕を、眼をつむって思い描き、神人合一の境地を開こうとした。これは「イグナティウスの瞑想法」として知られるが、ヨーガや禅のもとめる無我無念（心を空にする）の境地とはかなりちがう。

＊2　玉城康四郎は「インド思想のヨーガは、仏教では禅（禅定）、中国では冥想となり……この場合の「冥想」は「冥想にふける」という日常語の意味（物思いにふける）とはちがう」と、著書『東西思想の根底にあるもの』で書いている。

＊3　「冥想」という言葉の初出は、四世紀の中国である。中国東晋の僧、支遁（三一四—三六六）の詩のなかの一節、「万殊、一途に帰す。道会して冥想を貴ぶ」が初出と考えられている。この詩の意味は、「さまざまな考え方があるが、結局一つの方法にいきつく。さまざまな道も結局一つの方法、すなわち冥想を貴ぶところにいきつく」（『字源』を参考）

第八章　ヨーガと禅のつながり

天風の言葉

禅行《ぜんぎょう》は多分に、予の密法と同じく、ヨーガのダーラナ秘法の論理を、その創意の中に取入れてある

ヨーガの究極が瞑想である

私の恩師、中村天風は、ネパールのゴゥルケGorkeという村で、インド・ヨーガの瞑想を学び、悟りをひらきました。一九一三年のことと思われます。

天風は「インドでヨーガを学んだ」と言いましたが、それはたぶんなにかの間違いだと思います。ゴゥルケはインド国境に近いネパールの村でした。さらに、カリアッパというインド・ヨーガの先生に指導を受けましたので、天風はインドにいたと思いこんでいたのでしょう。とはいえ、天風がインドでヨーガを学んだ、と考えても大きな違いはないと思いますが。

天風は帰国してから禅について研究し、ヨーガと禅のあいだに多くの類似点があることに気づいたようです。

私は、天風が細筆で丹念に写経した般若心経《はんにゃしんぎょう》を手もとに持っています。般若心経は禅宗などでよくあげられるお経です。先生の墨跡は、まるで精密機械を見るような、緻密で丁寧なもので、天風の禅に対する思いが推察できると思います。

そこで、この章では、ヨーガと禅のつながり、などについてお話しします。

まずヨーガですが、一般の人からは、ヨーガはただの体操法、健康法とみられているようです。実はヨーガはもっといろいろな修行の段階や方法を含む、大きな体系をもつものです。その体系の最後にくるのが瞑想で、そのほかの修行法はその準備なのです。

柔軟体操、ストレッチ体操などの身体の訓練は、たしかにヨーガのすぐれた一面をあらわしています。体操ヨーガは「ハタ・ヨーガ」とよばれます。これが最近、アメリカでたいへんなブームになっています。これを入り口にして、瞑想にすすむのがほんとうのヨーガの道すじです。

瞑想の準備としていくつかの方法があるのですが、そのなかに「坐法（アサナ）」とよばれるものがあります。「姿勢」や「ポーズ」という意味ですが、この坐法が発展して、いろいろなポーズをとることで、体の柔軟性をたかめるようになりました。これがハタ・ヨーガとよばれるヨーガの体操だと、私は理解しています。この柔軟体操は、瞑想の準備なのです。

さらに「調息」とよばれる呼吸法も、瞑想の準備としてあります。これはプラナヤマなどが中心になります。プラナヤマは深呼吸のもっとも完成されたもので、腹式呼吸のようなものです。

ヨーガの体系をもっとくわしく知りたい人は、東北大学大学院教授、山下博司さんの書かれた『ヨーガの思想』を読まれることをおすすめします。

ヨーガは宗教だろうか

まず、宗教とは何でしょう?

「神や仏のような絶対者を自分の外にもとめ信仰し、そのお加護によって現世の利益や、魂の救済をもとめる」のが宗教ではないでしょうか。ヨーガはそのようなものではありません。ただ、宇宙の根本的な実在を認めます。そして霊的な(スピリチュアル)、眼に見えない世界を信じます。

多くの有名な哲学者も、宇宙の実在やスピリチュアルなものの存在を信じています。また、人の霊魂の不滅や、宇宙の絶対者について教えています。彼らはそのような宗教的な面をもっていますが、宗教家ではありません。ヨーガはそのような哲学者と、立場がかなり近いといえるでしょう。ただ、ヨーガはヒンズー教や仏教など、いくつかの宗教を生みだす温床となりました。

ヨーガは、ただ祈ったり神にすがったりすれば、力が得られるとは考えないのです。正しい方法で自己訓練することによって、自分の中から力がわいてくることを知っているからです。

フランスのヨーガのすぐれた研究者、ポール・マッソン＝ウルセルは、
「(ヨーガは)一種の自己実現のための実修である」(『ヨーガ』渡辺重朗訳、一九九五年)
と言っています。

ウルセルは、ヨーガは宗教ではなく哲学だと理解しています。ヨーガはたしかに、世界の三大宗教がもっているような、真理に参入するために信じなければならないフィクション(物語)をもっていません。信仰すべき対象や偶像はあ

りません。心身を鍛練し、瞑想によって、宇宙と自己にかかわる真理を自分なりにつかまえるのがヨーガです。

ヨーガや禅はよく「自力」による救済の宗教だ、などといわれますが、私はこれには疑問を感じます。ヨーガの瞑想や禅宗の坐禅は、ほんとうに自力なんでしょうか。

瞑想をするとき、人は自分の命を大きな自然の力にまかせるという気持ちになるものです。そのとき他力を信じている、と言ってもおかしくありません。他力本願の宗教を信ずるという人でも、ほんとうに偉い人は、自分の力で努力をするのではないでしょうか。私には、自力とか他力という断定的な区別は、あまり意味がないように思われます。

ヨーガは個人の自由を尊重する

さて、日本の禅がヨーガを淵源とするものであることは、すでに述べました。

禅は偶像を拝まず、ご利益を仏にもとめることもありません。この点で、禅はヨーガと似ています。禅宗は仏教の一宗派とされていますが、ほかの宗派よりも宗教性は薄く、哲学的ではないでしょうか。

ただ、ヨーガの指導者や、禅の僧侶のなかには、特定の崇拝すべき対象を定めたり、宗教的な美しい世界を想像したりして、その境地に入ることを説く人もいるようです。しかし、それは本来のヨーガや禅とはちがうと思います。

ヨーガを実践する人は、自分自身の人生観を哲学的に確立することをめざすものです。天風は、

「瞑想などの方法はぜひ私の言う通りにしなさい、しかし、私の人生観は私のもので、信ずるか、信じないかは、あなた方の自由です」

とよく言ったものです。

ヨーガのなかから柔軟体操だけをとりだして、それを実践することはその人の自由ですが、せっかくヨーガの体操に関心があるなら、その先にある瞑想まですすんでほしいものです。

巷間では「ヨーガ教室」という看板を掲げながら、なにか神秘的なものを信仰するように勧めたり、それによって金儲けをしている組織が存在することも事実です。なにかインドの神様をもちだしてくるようなところは、本当のヨーガではありません。ヨーガは、体操のほか呼吸法、瞑想の方法などを教えるものです。

思想や信条については個人の自由を尊重します。ヨーガは、人生観について個人の自由を完全に保障しているといってもいいでしょう。したがって、ヨーガは、どんな宗教とも対立しません。ヨーガはキリスト教徒でも、仏教徒でも、イスラム教徒でも受け入れます。そして、彼らの信条を否定しないものです。

ヨーガは人類にとって普遍的なもの

最近、キリスト教徒で、瞑想や坐禅をする人が増えてきています。ヨーガをおこないながら、自分の信仰を深めるということは可能だと思います。天風も、キリスト教を信ずる人に、「心身統一法をしながら、もっとよいクリスチャンになればいいいんだよ」と言っています。

ヨーガの魅力の一つは、人類にとって普遍的なものだということです。ヨーガは人生のいろいろな事柄に役立ちます。そして、ヨーガはすべての人が共有できるものです。山下博司さんは、著書のなかで、

「ヨーガはいかなる宗教、いかなる思想信条とも矛盾・対立しない」

というラリター・マニュエルの言葉を紹介しておられます（『ヨーガの思想』）。

心と体を一つにする

ヨーガという言葉の語源的な意味は「結びつける」ということです。なにとなにをヨーガは結びつけるのでしょうか。

二つの解釈にわかれるようです。ある人は「心と体を結びつける」と言います。またある人は「自己と〈宇宙の大生命〉を結びつける」と主張します。どちらが

正しいのでしょう。

私は、ヨーガの実践者は心と体を結びつけようとする、と思います。そして、その結果として、自己と〈宇宙の大生命〉が結びつくのだ、と思います。それがヨーガらしい考え方です。

ヨーガはきわめて実際的で、誤解をおそれずに言えば、即物的なんです。手につかまえることができないような、漠然とした大自然に、いきなり自己を結びつけようとは考えないものです。

それにしても、自分の心と体を一つにすると、結果として自分が大自然と結びつく、というのは偉大な深い真理だと思います。禅でもヨーガでもこのことを教えてくれるのです。

そこですこし「心と体を一つにする」とはどういうことか、考えてみましょう。

禅では、「お腹がへった時は、食べる。疲れた時は、眠る」などという教え方をします。これが深い真理をつたえる言葉だと思いますか。実は、そうなんです。

これが「心と体を一つにする」ということです。

心と体を一つにしている人は意外にすくないのです。なぜなら、食べているときに無心に食べないで、いろいろほかのことを考えながら食べているからです。眠るときに眠らないで、仕事のことや家事のことを考えてしまいます。不安、貪欲、恐怖にかられているふつうの人は、たえず雑念の世界に住んでいるのです。（鈴木大拙 *Introduction to Zen Buddhism* 参照）

言い換えると、歩くときは、ひたすら一心に歩く。食べるときは無心に食べる。眠るときは、余念なく、ぐっすり眠る。これが、心と体が一つなった「人間の自然なありかた」なんです。それを理想的な姿、悟りの姿、といっても言い過ぎではないでしょう。

このような「人間の自然なありかた」を実現するために、坐禅をする、というわけです。この禅の考え方は、ヨーガの「心と体を結びつける」という考えとピッタリ一致しています。

私たちは、現代文明のなかで内的自然というものをうしないがちです。その原因は、一つには知識を過大に評価し、頭でっかちになっているからです。行動《からだ》と思考《こころ》がピッタリ一致していないのです。

私たちはこの進歩した現代文明の恩恵を受けながらも、一つの行動のなかで、ほかのことを考えたり、ありあまる知識によって心が曇ったりしがちです。昔の人が私たちの頭の中を見たら、きっとおどろくでしょう。

「よくもまぁ、そんなに、いろいろなことをたくさん知ってはいるなぁ」と感心もするでしょう。しかし、昔の人のほうが、ずっとゆたかな自然を心にもっていたはずです。

現代文明は、理性とか知性を高く評価しすぎています。人間のもつ身体性や肉性も無視してはなりません。ただ本能的に野性的に生きよ、と言っているのではありません。理性と身体性（知性と肉性）をあわせもつべきなんです。坐禅や瞑想をすれば、自然に身体性がよみがえってきます。全人格的に、ものを見たり考えたりできるようになります。

最近私たちは、自然の環境を守ることの大切さに気がつきはじめました。たしかにそれは大切なことです。しかし、同時に、人のなかにあるべき自然（内的自然）も大切です。

ヨーガと禅はつながっている

エーリッヒ・フロム（アメリカの精神分析学者）はこう言っています。

「禅仏教は、インドの合理主義と抽象性と、シナの具体性と現実主義のひとつの渾然たる融合である」（『禅と精神分析』東京創元社、一九六〇）

この言葉は、インド・ヨーガの合理的、抽象的な哲学が、中国に入ると具体的、現実主義的な知恵と一つになって、禅がすばらしいものになった、ということでしょう。私はこのフロムの言葉に加えて、こう言いたいのです。

「禅は、さらに日本の芸術性、様式性と融合して、よりすばらしいものになった」と。

日本に禅が入ってきて、いろいろな分野に影響を及ぼしました。寺院建築はもとより、絵画や茶の湯、俳句などの芸術にあたらしい創造の力を与えました。

禅に触発されて俳句という新しい文学のジャンルができました。茶の湯も禅の精神から生まれたものです。また、日本独特の武術は、禅の教えをとりいれて、芸術と言ってもいいような完成度の高いものをつくりあげました。

私は、日本の武術のなかで、柔術と古式遊泳術しか体験したことはありませんが、この二つの日本の古い武術は、戦いのための技術というよりも、芸術のように完成された美しさをもっていると思います。

武道家のもとめる「動中静」の妙味は、禅の目標とするものです。「動中静」とは「動的な行為の中でも心の静けさをたもつ」ということですね。これが武術で相手にうちかつ秘訣であると気がついて、日本の武士たちは、さかんに禅を学びました。

「わび」「さび」といった日本独特な美意識も、禅の精神から生まれたものでしょう。これは俳句や茶の湯などを生みだしました。

私たちの日本の文化には、いろいろなところに禅の文化が浸透しています。よく浸透しているので、禅ということを意識しないまでになっている場合が多いのではないでしょうか。その禅の淵源が、遠くインドのヨーガにつながることを考えると、私は深い感慨をおぼえずにはいられません。

第九章　私の瞑想体験

天風の言葉

（人には）真理を刹那的に直感する、特別の作用がある

瞑想はすぐにはわからなかった

私がはじめて中村天風先生にヨーガ式の瞑想を学んだのは、大学一年生のとき、十八歳の真夏のことでした。場所は、大阪市の中心部にある小学校の講堂でした。「修練会」とよばれる集まりで、二百人くらいの人が集まっていました。

そのときの私は五里霧中で、瞑想のあの無我無念の気持ちをすこしもとらえることはできませんでした。大学に入学してすぐに身体に不調があり、病名がわからず、一年ほどたってから郷里の広島の病院でやっと「十二指腸虫症」とわかったのですが、それが治ってからも体力が回復せず、広島の実家でぶらぶらして過ごし、廃人同様になっていました。大学を中退するか迷っていました。

伯母に強くすすめられて、とにかく大阪に出て、天風先生の講話を聴くことにしました。そして、天風先生の自己暗示の方法を教える講話を聴いてから、私は急速に健康を回復しました。ですから、当時の私には、瞑想によって真理を探究しようなどという健気な心がけなどなかったのです。健康を回復して、大学に復籍できるようになったので、私はおおいに満足でした。

しかし、瞑想が先生の教えのもっとも重要な柱である、ということはわかっていました。ですから、かなり熱心に瞑想を実行して、無我無念の気持ちをつかまえようという努力はしていました。

心身の健康に自信を回復して

先生から教わったいくつかの方法で、ふつうの人たちよりも心身の健康に自信が出てきました。二十八歳のとき、はじめてアメリカに留学しました。まだ高校の英語教師をしていた頃です。当時はほんとうに精神力も体力もあったと思います。アメリカの大学でしばらく英語を勉強したあと、アイオワの高校で日本文化を教える仕事があり、ある家庭にホームステイしました。

ある夜、トーネェイドー(竜巻き)がやってきました。夜中の十二時頃だったと思います。その家のママさんが私の部屋にきて、「トーネェイドーが来るのよ！　すぐに地下室に避難して！」と言いました。ママさんは動顚していましたが、私はなぜか平静で「平気ですよ。このまま寝ますよ」と答えました。ママさんと大議論になりましたが、ママさんはあきらめて部屋を出ていきました。「トーネェイドーか、来るものならこい。いつ死んでも、それはおれの運命だ。甘んじて受けてやる」

そんなことを思ったのを覚えています。そのあと、私は昼間の授業の疲れもあり、グッスリ眠ってしまいました。眼が覚めると朝で、何事もなかったようです。階下の食堂におりていくと、ママさんがこう言いました。

「あなたの度胸にはおどろいたわ。日本人は死ぬのが怖くないのね。すぐ近くをトーネェイドーが通過して、家がふっとび、何人も人が死んだのよ。トーネェイドーの通ったあとを見にいきましょうか」

家からほんの一キロほどはなれたところを、トーネェイドーが通過したのでした。その惨禍はおどろくべきものでした。何軒もの家が根こそぎ宙に舞いあがって、土台しか残っていませんでした。

私は恐ろしいと思うより、自分の昨夜の度胸に満足でした。それくらい当時の私は強かったのです。ところが、その年の暮れに先生が霊界にかえられて（他界され）、さらに数年たった頃、私はまったく思いがけない、ある精神的危機にみまわれたのです。

突然おそってきた精神の危機

イギリスへの研修旅行で、ケンブリッジのホテルに滞在したときのことです。その夜は時差の関係もあって眠れず、睡眠薬をのみました。その頃の私は、日本にいるときから不眠に悩んでいました。ホテルの一室で、睡眠薬をのんでも眠たくならないのです。私は恐怖をおぼえました。それは予測もしなかった、とつぜんの恐怖感で、地獄の底にひきずりこまれるような感覚でした。さらに睡眠薬を処方以上にたくさんのみ、精神的に収拾のつかない状態におちいってしまったのです。

その夜は一睡もせず、朝をまちかねて、六時頃タクシーをよんでロンドンに向かって走りました。ホームステイの予定になっていた家にかけこみ、「まだ予定の日まですこしあるのですが、泊めてください」とたのんで、その家の人に励まされて、やっと精神的に落ち着き、危機をまぬがれたのです。そして、ずっとのちニュージーランドの大学に訪問教授として赴任したときも、学期のはじまる前夜、同じような精神的な危機におちいったのです。その夜は、妻が横に寝ていて、一晩中おしゃべりをして、危機を脱出できました。

私は、この突然おそってくる恐怖感の原因は、自分の存在そのものに深くかかわっているような気がしました。そして、その原因は、私が、生んでくれた母を一歳余のときうしなったことと関係があるのではないか、と悩みましたが、悩んでみたところで、問題の解決にはならないのは明らかです。

これが私に瞑想を探究させた動機になっています。こんな自分であってはならない、と真剣に思ったからです。

その頃、ブザー音を聞いて集中する装置をつくりました。近所の電気屋さんにたのんで、かなりコストがかかりましたが、洗濯機のブザー音が自動的に切れる装置を利用したものでした。その装置をつかって、集中─瞑想をしましたが、その頃は、まだほんとうには無我無念の気持ちをつかんでいなかったのです。上根《じょうこん》（仏道をおさめる能力がすぐれていること）の人なら、二十代でも数回もやればかならずわかるものだと、いまは考えていますが。

あの無我無念の感じ──フッと心が空《くう》になる感じ──をつかんだのは、なんと五十一歳にもなったときでした。私はいわゆる下根《げこん》（仏道をおさめる能力が劣っていること）の人間に違いありません。

腰痛に悩む

五十歳のとき、とつぜん「ギックリ腰」で腰がくだけるような痛みがありました。いろいろな病院をたずね、あらゆる療法を試みましたが、いっこうに治らず、ついに大学に六カ月の休職を願いでました。

　ところが、その六カ月がおわりかけても治るようには思われませんでした。来月の四月からの職場に復帰する予定の三月のこと、私はまだ腰痛の痛みに耐えて、昼間から寝床に転がっていました。そのとき妻が天風先生の『神人冥合』というテープを持ってきました。妻は、「このテープでも聞いたらどう?」と言いました。このテープは、天風先生の瞑想についての講演を記録したカセット・テープでした。

　妻がそのテープを私の病床に持ってきたとき、私は不機嫌でした。「そのテープはもう二、三回聞いたよ」と、答えて聞く気はありませんでした。が……別にすることもなかったので、しぶしぶテープを聞くことにしました。

　聞いているうちに、先生の魅力的な語り口にのせられて聞き入ってしまいました。テープの最後のほうで、先生は、ブザーや鈴《りん》の音をならしながら、集中から瞑想に入っていく気持ちを説明されます。鈴の音がリーンと鳴り響いて、しだいに消えていくと、シーンとした深い静けさに突入します。先生は「これだ！」というふうに説明されます。

これを十八歳のときから何度くりかえして聞いたことでしょう。しかし、その日の感じはいままでとどこか違っていました。いままで感じたことのない、深い静けさに心が打たれたという感じでした。自分の心が完全に空になっていることをはっきりと自覚できました。わずか数秒間のことでしたが、私は、

「あっ！　これだ！」

と叫びだしたいような気持ちをおぼえました。どうしていままでこれがわからなかったんだろう、なんとおれは馬鹿な人間か、と思いました。同時に、絶対的な強い確信がいまや自分の中にある、と感じました。そのときつかんだ無我無念の気持ちを、それ以来一度も忘れたことはありません。

ひとたび無我無念の気持ちをつかんだら、忘れないものなんですね。私は、禅でいう「漸機《ぜんき》」という人間でしょうか。「漸機」というのは、機が熟さないと悟ることができないで、悟るまでに長い年月を要する人のことです。

瞑想に救われる

それから、毎日、朝起きたときと寝る前に、十五分間かならず鈴をつかって瞑想をするようになりました。

六カ月の休職期間が終わって大学にもどるのが不安だったのに、その不安が消えてしまい、「なんとかなるさ」という楽観的な気分になりました。職場に復帰してからも、授業中に幾度も腰の痛みに顔をしかめることがありましたが、なんとか仕事をつづけるうちに、しだいに腰痛から解放されていきました。完治するのには二、三年もかかりましたが、その頃、新しい論文のテーマを決め、五、六年で約十本の論文を完成しました。

あきらかに瞑想の効果があって、いいアイディアがひらめくのを感じました。そのあと、大学の役職を引き受け、いろいろ苦労もありましたが、それも乗り越えることができました。先生がおかくれになって（亡くなられて）から、三十年も行かなかった天風会にも出る気持ちになりました。そして、講師の仕事を引き受けるようになりました。東京、名古屋、大阪、京都、神戸の各地で、二十回ほど天風先生の「心身統一法」についての講演をしました。そのときには、腰痛から完全にたちなおっていたのです。

その頃、海外旅行も毎年春と夏の二回、英語教師としての見聞をひろめるために出かけるようになり、その習慣は二十年におよびました。昔悩んだ不眠もなく、もっぱら英語を話す国々を旅行しました。アメリカ、イギリス、アイルランド、オーストラリア、ニュージーランドといった国々です。

瞑想の効果を実感する

私は四十六年間、英語の教師として働き、七十歳のとき退職しました（六十五歳のときに名誉教授になりました）。四十六年間のうち、八年間は高校で、三十八年間を大学で教えました。

七十二歳になるいまの私には、なに一つ病はなく（成人病にはかからずじまいで）、健康でしあわせな境涯にいます。五十一歳のとき瞑想の秘訣を会得してから二十年がたち、五十一歳より前の自己と、その後の自己を比較すると、そこに歴然たる違いを感じます。幸福感の違い、というより、幸福の量がぜんぜん違うのです。

もっと若い頃に瞑想の秘訣を会得していたなら、私の人生はもっとすばらしいものになったでしょう。ですから、若い人たちに、ぜひ若いうちに瞑想の境地を知ってほしいと思います。「集中―瞑想」をおこなえば、すこしもむつかしくはないのです。ただ、その効果を感じるのには、少し時間がかかるかもしれません。

瞑想すると、自分のなかのなにかが向上します。

瞑想すると、生きる喜びを感じるときが多くなります。

瞑想すると、すばらしい健康がいつのまにかやってきます。

私はいま、どうして五十一歳まで、無我無念の境地がわからなかったのか、わかりません。たぶん才能や真剣さがたりなかったのでしょう。

私は、瞑想を真剣にやるようになった頃から、本をいくら読んでも眼に疲労を感じなくなっていることに気づきました。学者のはしくれですから、仕事で一日に数時間本を読みますが、眼病にかかったことは一度もありません。また、すでに言いましたが、七十二歳になる今日まで成人病というものを知りません。

若いときは海外旅行のたびに不眠に悩まされたものですが、瞑想をはじめてから、不眠がなくなりました。どんなホテルの、どんな枕でもどんなベッドでも、熟睡できます。時差ぼけはありますが、気になりません。瞑想をすると、つまらぬことが気にならなくなります。それで、不眠とか時差ぼけも消えてしまうのです。

瞑想すると「気にならなくなる」

たいていの問題は気にするから、生じてくるのですね。とくに慢性的な胃腸の病とか不眠がそうです。気にかけないでいると、かならずよくなるものです。ただ、気にかけまいと努力すると、よけいに気になるもので、それが悩みになります。瞑想をすると、自然に何事も気にならなくなります。いまあなたが問題にしていることから、ちょっと心を放せばいいのです。それが瞑想によって可能になります。

なにが人生に幸福をもたらすかわからないものです。かえって、病になったり、事業で挫折を経験したりすると、人はそれをバネにして、真理をもとめたり、瞑想を実践したりします。健康にめぐまれ無事な人生を歩む人は、かえって自己向上の意欲がなく、人生を深く考えることもなく、他人への思いやりが薄かったりします。したがって、ほんとうの幸福から遠いこともあります。だから、病気になったり、人生上の悩みができたりするときこそ、瞑想を実行する絶好のチャンスなんですね。

第十章

瞑想の達人としての天風

天風の言葉

（瞑想は）活動本来の心性を寂修する一工夫である

天風はいくども死線を越えた

中村天風は、まさに瞑想の達人でした。天風は瞑想の方法を、ネパールの山奥でインド・ヨーガの指導者カリアッパから学びました。天風は、滝つぼのそばの大きな岩の上に坐って瞑想し、悟りをひらきました。滝の音によって雑念を払拭し、無我無念の境地をつかんだのです。耳を聾する滝の音が、第五章で述べた「流れるような連続音」にあたるわけですが、天風は現代社会に生活する私たちには、滝のそばで瞑想するかわりに、ブザー音、鈴の音を勧めています。

天風は一九一三年日本に帰国し、六年を経た一九一九年に、とつぜん感ずるところがあって、一念発起して、自分が学んだヨーガをもとにした健康法や哲学を、一般の人々に教える決心をしました。

天風が発明した「心身統一法」というシステム（体系）は、そのときはまだ確立していたわけではありません。人々に講演しながら、そのシステムを完成するのに十五年かかった、と天風は回想しています。

その十五年間に、天風は最先端の医学、心理学、哲学、さらに禅などを研究したようです。哲学は西田幾多郎やイマヌエル・カントなどを読んだものと私は推測しています。心理学はフロイト、ユング、ウイリアム・ジェイムズなどを読んだようです。また、禅の分野では、栄西、道元を読んだ形跡があります。

しかし、天風の人生哲学、あるいは人生観は、自身の波乱万丈の体験から生まれたものです。天風は日清、日露の二つの戦争に従軍し、なんども死線をこえています。天風は、「ヨーガの教えは、私の人生に一大転機をもたらしたが、私の人生観は、なんども死線の上にたった私の人生体験からきたものです」としばしば語っています。

瞑想の時間は短くていい

天風の瞑想の方法そのものは、ほとんどすべてヨーガにヒントを得たものです。天風はかつて、

「私はインド・ヨーガを体験して、日本に帰ってから、それを言葉でどう表現したらいいのか、すぐにはわからなかった。それで、たまたまラマチャラカという人の本を読んで、こう表現したらいいのか、と納得したんだよ」

と話されたことがあります。

このラマチャラカという人は、ヨギ・ラマチャラカのことで、じつはアメリカの作家ウイリアム・ウオーカー・アトキンズのペンネームです。ラマチャラカは一九〇五年に『ラジャ・ヨーガ』という、ヨーガに関する本を出版しています。これは日露戦争の終わった年ですね。

また、インドのムンガーに住むジョーティル・マヤ・ナンダ（アメリカのフロリダに同姓同名のヨーガの先生がいる）というヨーガの指導者の本のなかには、天風の瞑想の方法の一部が書かれています（『タントラ・ヨガ瞑想法』スワミ・ジョーティルマヤナンダ、川村悦郎訳、めるくまーる社、一九八二）。

しかし、天風は厖大なヨーガの方法のなかから、現代人にぴったりくるものを精選して「心身統一法」を完成しました。それは偉大な業績といえます。ふつうの人はヨーガの世界に入っていくと、あまりにもいろいろな方法があって、どれが正しい方法なのか、皆目見当がつかないものです。

天風はだれよりもすぐれた瞑想の実践者でした。そして、おどろくべき自己改造、自己開発をなしとげた、不世出の天才でした。天風はインド・ヨーガの修行によって悟りをひらきましたが、帰国してからのち、その健康が万全であったわけではありません。からだの不調を感じるたびに、瞑想をおこない、乗り越えていったのです。傍目には、これほど心身ともに健康で強い人間はいない、というふうに見えたものですが……。

あるとき、ある人が天風にほめてもらおうと思い、

「私は毎日三時間、瞑想を実行しています」

と言いましたら、天風は、

「ばか！　おまえには、おまえの仕事があるだろう？　それをしっかりやりなさい。瞑想はもっと短くていいんだよ」

と言ったと聞いています。

創造的に生きるということ

天風は、人にはそれぞれ与えられた職業や仕事があり、それを全うすることが大切だ、と考えておられました。瞑想はその職業や仕事を助けるものであり、瞑想や修行にすべての時間を捧げるような「出家」の考えを否定されました。人はあたえられた、あるいは選んだ職業や仕事で創造的な生活を送ることが、ほんとうの幸せであると教えたのです。つまり、天風の教えはいわゆる宗教ではなく、それぞれの人生を生きるための方法論なんです。

個人は万能ではありません。それぞれ得手、不得手があります。それを補いあって、自分の得意な分野で社会に貢献し、たがいに助けあうのが人間社会です。自分の職業や仕事を通じて、いろいろな人と知り合い、楽しい社会をつくっていくように人はつくられています。人間が社会的動物といわれるゆえんではないでしょうか。世の中に役立つ創造をすることに、人生の醍醐味がある、と思います。

自分の職業に誇りをもち、やり甲斐を感じないと、なかなか幸せにはなれません。そして、どんな職業にも貴賤や上下はありません。どんな職業でも、それを社会が必要としているから、存在するのです。

創造というと、なにか芸術的な創作とか、科学的な発明・発見を連想しがちですが、家庭でおこなわれる家事でも――料理、洗濯、掃除、育児など――男がやろうと女がやろうと、立派な創造的な活動です。ただ、家事をおこなうにあたって、家族への愛情がそれにともなっていないと創造にはなりません。イヤイヤやっている家事なら、創造とはよべません。

天風先生は気力の親玉

天風の瞑想が徹底したものであったことは、人がどんな質問をしても、即座に正解を言ったことで、わかります。天風はインスピレーションがいつでも湧いてくる人でした。ですから、多くの会社経営者や企業家が天風のもとに集まってきたわけです。彼らは、天風から、自分が経営上でかかえている問題に対するインスピレーションを引きだそうと思っていました。しかし、天風はいつも、

「自分のことは自分で決定しなさい。そのために瞑想の方法を教えているんじゃないか」

と、諭しました。

天風は、明日の天気を当てるとか、株の上がり下がりを当てるとか、競馬の勝ち馬を当てるというのが、得意芸でした。しかし、天風は、人がそれに感心すると、

「だれにでもできることだよ。私の教える瞑想をすればね」

というふうに、言われたものです。また、株や競馬で言い当てるときに、「うんと金を儲けてやろう」なんて卑しい気持ちがちょっとでも出ると失敗するんだ、とも言われました。

中村天風は、金を儲けようとか、有名になろうとか、考えない人でした。むしろ、無名に徹しようとして、講習会や講演会について、いっさいの広告やＰＲ

をしませんでした。ヨーガには、

「無名のほうが、より悟りに近い」

という言葉があるそうです。もし、天風が存命中にもっと有名になっていたら、マスメディアに翻弄されて、天風が念願とした人々の健康や幸福には、きっと有害であったと、私は思います。そして、天風はなによりも、全国各地での講演を楽しんだのです。人々に話すことが天風はなによりも好きでした。

私は、八十歳から九十二歳で亡くなられる晩年の天風しか知らないのですが、八十代の天風は、二十代の健康な青年に負けない体力と気力がありました。天風がもっていた強い印象の一つは、だれとケンカをしても、この人に勝てる人はいない、といった印象です。それは天風がもつ気力と度胸のよさからくるものです。女流作家、宇野千代は晩年の天風の弟子でしたが、『小説新潮』に書いた随筆のなかで、

「天風先生は気力の親玉……」

と表現しています。

天風は、強さと同時に清らかさをもった稀有《けう》の人でした。「神々しい」と表現してもおかしくない、ある高雅な気品といったものがありました。

天風には相撲取りの弟子も多く、その一人に双葉山がいました。また、プロ野球の選手たちも多くいました。天風はかなり高齢になってからも、そういうプロの運動家と相撲を取って遊んでいました。天風のもつ気力のために、彼らはたいてい負けたようです。

威厳と天真爛漫な頬笑みと

天風には犯しがたい威厳もありましたが、同時に天真爛漫といえるような無邪気さがありました。私の思いだす先生のイメージは、いつもにこにこ笑っている先生の顔です。天風のたくさんのポートレートがのこっていますが、いずれも厳めしい顔です。そんな顔は、私の記憶にはありません。

天風は九州の柳川藩の武家の血統をひく中村家でそだったので、「男の子が笑うものではない」といわれて、躾《しつけ》られたそうですが、後年になって、笑いや微笑の価値をたかく認識したようです。人々にも、笑うこと、頬笑むことを勧めました。鏡に自分の顔を映して頬笑む練習を自分もやり、人にも勧めました。

講演に出る直前には、かならず鏡を見てにっこりと頬笑んでから、登壇したそうです。

「げらげら笑うより、頬笑みのほうが、価値が高いんだよ」

とも言っていました。

終章　天風先生の思い出

天風の言葉

（瞑想をおこなえば）大山崩れたりといえども、泰然自若たり、という気持ちになれる

はじめて、先生の声貌に接す

はじめて天風先生の声貌に接したのは、私が大学の一年生の、十八歳の夏でした。場所は大阪の心斎橋に近い小学校の講堂で、その日から二週間もつづく夏の「修練会」といわれる、心身の鍛錬を目的とする会がはじまろうとしていたのです。

会にでかける前、伯母が私に「先生はほんとうに悟りをひらいた人なのよ」といったことを思いだして、私の心はそのとき、すこし混乱していました。〈本当だろうか。悟りをひらくなどということが、この現代にほんとうにあるのだろうか？〉

と私は疑いをもっていました。このときの私は、自分の知らない異次元めいた世界の体験を前にして、漠然とした不安と期待が交錯していたようです。

約二百人の参加者があり、講堂は人でいっぱいでした。いよいよ会がはじまろうとする壇上で、若い男の人がマイクの点検をしていました。マイクの調子がわるいのでしょうか。彼はなにかイライラしていて、困惑の表情を浮かべていました。

そのとき、ステージの右そでから、一人の老人が、彼に激しく叱咤するらしい大きな声を発しました。その声は、まるで鐘をたたくような、勢いのよいものでした。あたりの空気を震撼させるような声でした。

若い男が壇上を去ると、入れ替わりに、さっきの初老といった感じの人が演壇に立ちました。その人は、会衆を前ににしてにっこりと笑いました。それが中村天風先生でした。顔は血色のよいピンク色で、颯爽として潑剌とした人でした。老人にはちがいありませんが、おどろくほど迫力のある人だと思いました。私は、伯母から天風先生は八十一歳、と聞いていましたので、この人には、なにか年齢を超越するような気迫があると思いました。

その日、なにを先生が喋ったか、まったく記憶にありません。ただ、さっきまで怒っていた人が、にこやかな微笑をしたことが、強く印象に残りました。一瞬のあざやかな気分の転換が、ふつうの人にはありえないことだ、と私には思われたのです。

そのようなあざやかな気分の転換は、瞑想するとできることを、ずっとあとになって理解しました。ある人が天風先生にこう言ったことがあります。

「先生のように悟りをひらかれると、もう怒ることも、恐れることも、悲しむこともないのですね」

すると、先生はこう答えられました。

「なにを勘違いしているんだね。私だって人間だよ。もっとも、恐れることはめったにないが、腹が立って怒ることはときどきあるよ。ただ、おまえたちのように、いつまでも怒ってはいないよ。パッと怒って、すぐに忘れちゃうんだよ。それがあまりに早いので気がつかないかもしれないが。それから、悲しむことについてだが、ときによって、人の不幸など聞くと人一倍悲しむね。それも、いつまでもジメジメと悲しむことはないがね」

もう一つ、はじめて天風先生を見てびっくりしたのは、その大きな耳でした。壇上で右や左へ顔をかたむけて話されるとき、その大きな耳が、いかにも先生の聡明さを感じさせるのです。そして、色が白く、眉目秀麗な先生の顔は、非凡で、どこか日本人ばなれしているように思いました。

先生と食事をともにする

一度、天風先生の隣りに坐って、お昼ご飯を食べたことがあります。京都の黒谷にある金戒光明寺《こんかいこうみょうじ》でおこなわれた、夏の修練会でのことでした。先生は八十八歳で、なお矍鑠《かくしゃく》としていました。私は高校の英語教師になったばかりでした。

私は、男子の二十歳前後の者が二十名ばかり集まった班の班長を命ぜられていました。

先生は修練会の期間中、各班と順番に昼食をともにするのが常でした。ある年配の、先生の食事の世話をする女の方が、なぜか、先生がふつうの会員と昼食をされることに反対なさったとき、先生は、

「皆のなかに入っていかなきゃ」

と仰ったと聞きました。

この話は、私に「十牛図」の最後の「入鄽垂手《にってんすいしゅ》」の境地を思いださせます。これは禅の世界では、悟りの境地のなかでも究極のものです。

入鄽の「鄽」というのは、「多くの人が集まるところ」という意味です。したがって「入鄽垂手」とは、「多くの人が集まるところへ入っていって、手を垂れる」ということになります。これは、つまり、「大勢の人のなかに入っていって、肩の力を抜いた気楽な気持ちでいる」という境地です。私は、晩年の先生はそういう境地だったのではないか、と思うのです。

当日、私は班長なので、先生の隣りに坐ることになって、緊張していました。私は、他の班員よりも早く昼食の会場に入り、自分の班の場所へ行きました。なんと、そこに先生が先に来て、坐っておられたのです。

なんの気どりもなく、先生はそこに坐っておられました。その姿はやはり老人のそれで、すこし背中は丸みを帯びていました。壇上で颯爽と、みなぎる迫力と朗々たる音声で話される先生ばかり見てきた私には、それはおどろきでした。ポツ然と、そこに一人坐っておられる先生は、むしろふつうの人だったからです。ほんとうに悟っている人は、かえってこんなものか、と思いました。

先生の横に坐ると、その横顔は、血色のよい光沢のある白い肌でしたが、わずかな老斑があることに、気がつきました。先生は、徹底的に「気どらない人」でした。「大人《たいじん》は赤子《せきし》のごとし」という言葉がありますね。私はその言葉をよく思いだします。

昼食のあいだ、私は先生になにか言わなけりゃ、とそればかり考えていました。昼食の味も、うわの空でした。先生に対して、私の思いつきの質問など、いずれも意味がないように思われて、私はなにも言えませんでした。

先生は意外に無口でした。食事のはじめは、ほとんど、ひと言も話されませんでした。

先生の昼ご飯は、年配の女性の方が入れ替わり立ち替わり、二、三人、先生の横に来られて、給仕をされました。白いご飯に、いろいろな野菜の煮付けなどを先生は食べておられました。

しばらくすると、早く昼ご飯を食べ終わった子供たちが、私たちのそばで騒ぎはじめました。すると、女の人が、子供たちにキャンディを配りながら、「これは先生からいただいたのよ」と言いました。子供たちは「ワッ！」と歓声をあげて、キャンディに手を伸ばしました。そのとき、先生は、

「あんまりたくさん、食べるんじゃないよ。甘いものはね」

と優しく声をかけられました。

先生は、黙って静かに、ゆっくり嚙んで食事をされました。

私は気の利いたひと言も先生に言えずに、緊張ばかりしていたので、昼食が終わりかけたときには、正直なところ、ほっとしました。先生と言葉を交わさずに終わったという、くやしい思いもありましたが。

昼食会の最後に思いがけないことが、起こりました。遠くのほうに坐っていた年配の女性の班のほうから、とつぜん「ワァー」という歓声があがったのです。その方向を見ると、女性たちが、先生のほうを見て笑い転げているのです。先

生はその方向をちょっとご覧になってから、視線をはずすと、私のほうを見て、「食事のときに、他のことを考えちゃいかんねぇ」と、笑って仰った。私はそのひと言でハッとしました。あの女性たちは「先生、こちらを見て！」とテレパシーを送っていたのです。先生がそのテレパシーに応えて、向こうをちょっとご覧になったので、彼女たちは喜んで、歓声をあげたのです。

食事中でも、先生の心は瞑想のときのように無我無念で、自然に心が空《くう》になっていて、テレパシーに敏感に反応されるんだなぁ、と驚嘆しました。その後あったいろいろなことも思いあわせて、天風先生はいつも、あの瞑想のときの明澄な心を保持していた人だと、と私には思われるのです。

先生の留守宅にあがりこむ

一九六四年か六五年の春のことでした。東京に出張があって、時間があいたので、先生のお宅をたずねることにしました。私は当時、夏の修練会ですでに先生のアシスタントをつとめ、会の機関誌にエッセイを発表したこともあったので、先生の家をたずねる資格があるとでも思ったのでしょうか。玄関口で先生に挨拶するだけでよいと思って、わりと軽い気持ちでたずねていきました。

先生のお宅は、当時、文京区丸山福山町にありました。この界隈は樋口一葉が明治時代に住んでいたところだそうです。地下鉄の御茶ノ水駅で降りて、都電に乗りました。東大のある本郷から西へ数キロの地点だったと思います。都電に乗ると、やがて長い直線コースに入り、電車はスピードを上げて、車体が激しく左右に揺れたのをおぼえています。

「丸山福山町」という停留所で降りると、すぐ東側に、高い黒塗りの板塀がずっとつづく大きな邸《やしき》がありました。門のところに「中村」と表札が出ています。大きな門扉の脇にあったくぐり戸を押してみると、すっと開きました。このくぐり戸は、二・二六事件のときに、青年将校、西田税《みつぎ》も入ったところだとのちに知りました。

天風先生は二・二六事件に少し関与されたようです。それは、若い青年将校たちが、天風先生に、自分たちの決起についての助言をもとめたからです。先生は彼らの行動にあまり賛成ではなかったようですが、彼らの情熱に感じて黙許されたそうです。

敷地内は広々としていて、正面に和風の平家の広い玄関が見えました。右手にも家屋がありました。庭のあちこちに、亭々たる松の樹々が枝を広げていました。花壇のようなものはなく、多忙な毎日を送られる先生らしい、飾り気のない庭だと思いました。

幅二間もある広い玄関の格子にスリガラスの戸を引くと、中は三和土《たたき》でした。「こんにちは」と私は声をかけました。しばらくして、中年の女性が姿をあらわしました。品の良い美しい人でした。私は簡単な自己紹介をして、

「先生はご在宅ですか」

と、尋ねました。女の人は、

「先生はいま、広島あたりで講演なさってるわよ。知らないの？」

と言われました。

うかつでした。しかし、軽い失望とともに、一種の緊張感から解放されるのを感じました。私はボンヤリ突っ立って、右手の廊下の奥を見たり、女の人の顔を見たりしました。

「お上がりになって。先生はいらっしゃらないけど、先生の部屋を見たいんでしょう？」

図星でした。この機会に、畏敬する先生のお屋敷の内部をすこしでも見たかったのです。女の人はテキパキした感じで案内してくださいました。廊下を右手に入ると、東のほうへつづく長くて広い廊下がありました。廊下の左手には、いくつもの部屋がならんでいるようでした。廊下にはガラス戸があり、廊下に面した中庭は、広い芝生になっていました。庭の向こうのほうに、赤茶色の犬が動いているのがちょっと見えました。

私は先生の言われた話を思いだしました。

「オオカミの血の入った犬を飼っているけれど、飼い主の気持ち一つでとても優しくなるもんだよ」

〈その犬だな〉と私は思いました。

女の人は、玄関の右手の奥に私を招じ入れて、「ここが先生の書斎よ」と言われました。

八畳くらいの部屋で、やや大きな木製の和風の一閑張《いっかんば》りの黒塗りの机が一つあるだけでした。日光の入らない薄暗い部屋でした。四方にある長押《なげし》の上の棚には、新聞や雑誌がぎっしり詰まっていました。

「本棚はないんですか？」と、私はたずねました。

「本はね、全部、奥の書庫にあるんですよ」

私は先生がものを書かれるときは、このデスクに向かって、空手空拳――つまりインスピレーションと、優れた記憶によって――原稿を書かれるのだ、と独り合点しました。また、「孔席暖まらず」という言葉を思いだしていました。

思えば、先生の五十年の半生は、講演と旅に明け暮れたものでした。名古屋、京都、大阪、神戸と各地で四、五日の講演をされて、ときにはさらに岡山や広島に足を伸ばされるのでした。そして東京に戻れば、さらに数日の講演が待っています。それで一カ月が過ぎ、おなじくりかえしの一カ月がはじまるのです。そんな日々を五十年も送られたのです。

私は応接間に通されました。その部屋だけは洋風で、明るい採光のある部屋で、美しい木目のフロアに、大きな革張りのソファーが五つほどありました。十畳ほどの広さで、木製のどっしりしたキャビネットにはアルバムがたくさん詰め込まれていました。

「先生の若い頃の写真をご覧なさいな」

と、女の人は言って、しばらく姿を消されました。アルバムの一つを開くと、そこには先生の若い頃の、口髭をたくわえた凛々しい顔がありました。炯炯《けいけい》たる眼光、伸びた背筋、黒い頭髪にかこまれた富士額の、精悍な青年紳士でした。どの写真も、きびしい表情の美男子の姿でした。八十歳代の優しい笑顔の先生しか知らなかった私にはおどろきでした。軍服を着た厳《いかめ》しい人々や政財界の大物に囲まれた先生の姿もありました。

女の人は、紅茶を持ってきてくださり、

「ゆっくりしたらいいわよ」

と言ってくださいました。しかし、私は落ち着いてゆっくりその応接間にいる気持ちにはなれませんでした。なにしろ偉い先生の留守宅に上がりこんでいるのです。三十分もお邪魔したでしょうか、私はあわてて女の人に暇《いとま》を告げて帰ってきました。


ずっとのちに、先生がおかくれになった頃、先生の身近で世話をしていた人にこの話をしますと、

「そりゃ、珍しいことね。だって、先生の家は留守のときはぜったいに人を上げなかったのですよ」と言われました。

先生から手紙をいただく

私は若い頃、詩を書いていました。私の第一詩集は『青春の魔』といいます。

私が敬愛した詩人、黒田三郎氏が、全国の新聞に私の詩集を絶賛するコラムを書いてくださったことがあります。また、ある日、京都新聞社から記者がたずねてきて、取材を受けたこともあります。

翌日の新聞には、大きな写真入りで、「青春をうたう詩人」として紹介されていました。東京から、当時の詩人の憧れだったH氏賞の候補にあがっている、という知らせもありました。

やがて、『現代詩手帖』という、当時よく売れた詩の雑誌から、詩稿の依頼がありました。その雑誌には、詩やエッセイを何回か発表しました。東京に出て、黒田三郎をはじめ、清岡卓行、吉野弘、三木卓などの高名な詩人と交わり、酒を酌み交わして、文学を論じ合った夜もありました。

その頃、思いきって天風先生に『青春の魔』を一冊、贈呈することにしました。この偉い先生に、私の青春の涙、苦悩、そして生きる喜びを綴って内面を吐露した詩など、先生の眼をけがすものではないか、という気持ちがあったので、躊躇したのですが……。

先生から詩集を受けとったという返信がくるなどと、一片の期待もしませんでした。ところが、ある日、天風先生の墨痕あざやかな美しいハガキを受けとったのです。私がおおいに感激したことは言うまでもありません。しかし、感激は、むしろ後年になって、遠い昔の思い出とともに、私の心に深くしみ透りました。天風先生からのハガキには、次のように書かれていました。

沢井淳弘様

寸楮

ますます御元気の御様子、嬉しいかぎりです。

さて本日、御寄贈の御著、青春の魔、受領しました。早速拝読いたし、詩人の心の奥にある美しい尊いものを深く心に味わいました。

何度も何度も読むつもりです。

では右御礼をかねて。　早々不悉

天風

短いけれど、墨痕あざやかな、とても丁寧な筆跡でした。私には身にあまる光栄でした。この先生の一筆は、未来に向かって私を激励せんとする先生の熱い気持ちだったと、思っています。先生のおかくれになるちょうど一年前のことでした。

おわりに

瞑想の心の状態をやさしく表現すると「心を空《くう》にする」ということになりますが、瞑想をはじめたとたんに、心の中になんらかの想念が浮んでくることに気がつくものです。そのときのその想念に対する考え方が大切です。「あー、私の心は空になっていない」と悲観することがいちばんいけません。なぜなら「心が空になっている」というのは、瞑想の理想的な境地を表現した言葉だからです。

自分の心の中にある想念が浮んできたことに気がつくということは、それだけ心が静かに澄んできている、という証拠です。多くの場合、私たちは、自分がなにをいま考えているか気づかぬくらい心が混乱していたり、あるいはなんらかの思いや考えに心がとらわれていたりするものです。

本文ですでに述べましたように、瞑想をはじめてまもないときは、

心が静かになっている

リラックスしている

の二つができていれば、それでよし、と満足すべきです。それは、すでにある程度、瞑想ができた状態です。いろいろな想念が浮んできても気にしないことです。

瞑想のときに、なんども鈴《りん》の音を聞くことを、いちばん、お勧めします。鈴の音を聞けば、雑念が消えます。そして自然に心は静かになり、心身ともにリラックスしていきます。こうしてだんだん深い静けさをもとめていけば、いつか「あっ！ このシーンとした静けさだ！」という確信が湧いてくるものです。

瞑想を毎日つづけるようになってすぐにその確信に到達する、つまり「心を空にする」あるいは「深い静けさを会得する」ことができる人は、天与の才能のある人でしょう。私の知っている人で、一週間か二週間くらいで会得できた人もいます。

どのくらいの時間がかかるのかは、個人差が大きいので一概には言えませんが、一年くらいつづけると、だれでもかならず瞑想の効用を実感できるようになります。

とにかく毎日瞑想をつづけることです。瞑想がなにか特別なものと考えるのは間違いです。毎朝顔を洗うように、心も洗ってあげましょう。「心を洗う」のが瞑想です。

そして、一日十分から二十分（できれば三十分）でいいから、やる。時間を決めてやらないと、瞑想の効用を感じることはできません。

瞑想は心の問題ですから、すぐに変化は見えにくいものです。しかし、瞑想はやればやるほど、それだけの効果がかならずあります。

病気になったときは、瞑想をするチャンスです。しかし瞑想が習慣化されていないと、いざというときには、心がこんがらがってしまって、瞑想をする気になれません。好機を逸することになります。

同様に、仕事でゆき詰まったときや苦境に立ったときも、瞑想の効力を知るチャンスです。毎日瞑想をしていると、仕事上の問題もかならずよい方向へ解決していくことに気がつきます。いつの日か、瞑想に対する感謝の気持ちに自分が包まれていることを発見するでしょう。

私の場合、無我無念の境地を会得してからすぐに、生きている喜びがふつふつと、わけもなく湧いてくるのを感じたものです。それから一年たつと、怒りの感情や、腹の立つことが、すっーと、ひとりでに消えていくのを感じるようになりました。むかしは、腹が立つと、何日もそのことを考えつづけ、苦しんだものです。

この本の編集、構成については、編集者の藤代勇人さんの提案、アドバイスに負うところが大でした。末筆ながらここに記して、感謝の意をあらわします。

二〇一一年二月

沢井淳弘

沢井淳弘 さわい・あつひろ

一九三九（昭和十四）年、大阪に生まれる。京都大学英文科卒。京都産業大学名誉教授。京都市在住。十八歳のとき、心と身体の真の健康を確立する方法として「心身統一法」を創案した中村天風（一八七六―一九六八）からはじめてヨーガ式の瞑想を学ぶ。以後、十二年間にわたって薫陶を受ける。中村天風の教えを元に瞑想の実践・研究を続けた結果、五十一歳のときに開眼。心が完全に空になる状態を初めて自覚する。それ以来、悩まされていた腰痛や不眠から解放されるとともに、七十二歳の現在に至るまでなにひとつ病なく、日々身体の芯から生きる喜びが感じられる〝絶対幸福感〟を得られるに至る。

編著者として『心を空にする～中村天風「心身統一法」の真髄』（財団法人天風会監修、飛鳥新社、二〇〇九年二月）、訳者として『レトキ詩集』（国文社）などがある。

中村天風から教わった やさしい瞑想法

二〇一一年三月二十六日　第一刷発行
二〇一五年三月二十九日　第三刷発行

著者――沢井淳弘
発行者――長坂嘉昭
発行所――株式会社プレジデント社
〒一〇二-八六四一
東京都千代田区平河町二-十六-一　平河町森タワー十三階
http://www.president.co.jp/
電話　編集〇三-三二三七-三七三二　販売〇三-三二三七-三七三一

企画・編集――藤代勇人
編集協力――大西香織
装丁――重実生哉
本文イラスト――せきあき子
印刷・製本――株式会社ダイヤモンド・グラフィック社

ISBN978-4-8334-1952-9　Printed in Japan